화상 치료의 반란

● 김효진 지음 ●

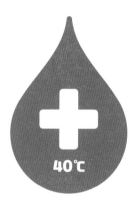

화상 치료의 반란

응급조치는 찬물이 아닌 따뜻한 물이다

에디터
editor

어느 인디언 부족은 신혼여행을 사막에서 단둘이 보낸다고 합니다. 가장 척박한 곳에서 겪는 가장 힘든 시련의 시간을 힘 모아 지내고 나면 서로를 더욱 귀하게 여겨 평생 사랑하며 산다고 합니다.

지난 몇 달간, 사막의 신혼여행보다 더 길고 어려운 시간을 보냈으니 앞으로는 더 사랑하며 다정하게 지낼 꿈만 꾸어도 좋을 거라고 생각합니다. 이제 부서진 우리의 고향 집을 다시 꾸미고, 다정하고 지혜로운 안아키 생활을 시작합시다.

화상 치료의 올바른 길을 제시하다

많은 사람들이 불의의 사고로 몸에 화상을 입을 수 있습니다.

그 순간에는 당황해서 어찌할 바를 모르고 우선 당장 찬물로 화상 입은 곳을 진정시키려는 응급조치를 취하게 됩니다.

이런 일은 인간의 동물적인 방어 본능으로서 이제껏 정당한 조치로 인정받아왔습니다. 그 결과, 과학적 근거를 바탕으로 치료한다고 주장하는 현대 의학에서도 이런 식의 화상 치료법을 아직까지 정통 표준으로 삼고 있습니다.

그렇지만 김효진 원장은 이 방법이 비효율적인 화상 대처법임을 깨닫고 이를 바로잡기 위해 지금까지 우리가 알고 있는 화상 대처법과는 획기적으로 다른 방법을 이 책에서 제시하고 있습니다.

뜨거운 불과 열에 피부가 화상을 입었을 때 찬 것으로 이를 방어하려는 행동은 우리의 머릿속 생각이지 실제 피부가 원하는 것은 아니라는 것이 김효진 원장의 지론입니다. 피부는 그곳으로 들어온 뜨거운 화기(화독)가 전신으로 퍼지지 않게 방어하는 역할을 하기 때문에 피부의 이런 기능을 제대로 알고 이를 살려주는 조치를 취해주어야만 그 기능을 신속하게 원래대로 회복할 수 있다고 주장하고 있습니다.

그리고 김효진 원장은 이 책에서 피부로 들어온 독을 신속하게 빼주는 그녀만의 독특한 방법을 소개하고 있습니다.

저는 이 책에 제시된 모든 임상 사례가 김효진 원장의 뛰어난 혜안과 열정이 담긴 훌륭한 임상 업적이라고 생각합니다. 그것은 많은 사람들을 화상의 고통으로부터 빨리 벗어날 수 있게 도와주는 매우 소중한 자료가 될 것이고, 앞으로 전 세계 화상 진료에 있어서도 큰 변화의 바람을 일으킬 중요한 이정표와 같은 책이 될 것이라 확신합니다.

이런 이유로 이 책을 일반 사람들에게도 권하지만 특히 일선에서 화상 환자들을 돌보느라 수고하시는 전 세계 의료인들에게도 꼭 읽고 참고할 점이 많다고 판단되어 적극 추천하는 바입니다.

정윤섭(의학박사, 양생의원 원장)

인간적인 화상 치료의 길을 열다

인류 문명의 발달은 불의 발견에서부터 시작되었다고 한다. 그러나 불을 이용하면서 불의의 사고나 부주의로 인한 탕화상(湯火傷), 소상(燒傷) 같은 화상을 당하는 경우가 많아졌다. 화상은 어른 아이 할 것 없이 당하지만 특히 어른의 부주의로 아이들이 더 많이 당한다.

정상적인 인간의 몸은 스스로 회복하는 힘이 있기 때문에 가벼운 화상 상처는 소독약도 쓸 필요가 없고, 분비되는 진물만 잘 제거하고 염증이 생기지 않도록 깨끗한 물로 세척만 잘하고 보습만 제대로 해주어도 된다.

화상은 초기 관리가 중요한데 잘못된 초기 관리로 2차 감염 등으로 손상 부위가 악화되면 영구적인 손상까지 초래하고, 화독으로 인한 손상을 제대로 풀지 못하면 전신적인 중증으로 발전되기도 한다. 그런 이유로 경증·중증을 막론하고 병소와 전신의 면역 기능을 향상시키고 세포와 조직의 재생력을 회복하도록 하는 것이 매우 중요하다.

이 책은 세간의 잘못 알려진 화상 치료법을 바로잡아보고자, 《동의보감》을 비롯한 한의학 고전에 의거하여, 또한 김효진 원장의 많은 임상적인 경험을 바탕으로 보다 효과적이고 올바른 화상 치료법을 정리한 책이다. 매우 실질적이고 환자나 보호자들에게 도움이 되는 내용으로 가득하다.

여러 어려움을 극복하고 훌륭한 성과를 이룬 김효진 원장에게 격려와 성원을 보내면서 이 책이 널리 읽혀 많은 도움이 되기를 바라며 추천하는 바이다.

김장현(한의학박사, 동국대학교 한의학과 교수)

화상 환우들을 위한 나의 선물

길 가는 사람에게 "오늘 제 생일인데 축하해주실래요?" 하면 그 사람은 별 마음 없이도 "예, 축하합니다"라고 해줄 것 같습니다. 하지만 그 사람에게 "오늘 제 생일인데 선물 좀 주실래요?" 하면 안 줄 것 같습니다. 아니, 욕이나 안 들으면 다행일 겁니다. 말은 그냥 뱉으면 되지만 선물은 무언가를 내주는 희생이 필요하기 때문입니다. 희생은 마음이 있어야 기꺼이 내줄 수 있는 것이기 때문입니다.

친구에게 "오늘 내 생일이야"라고 하면 그 친구는 내게 선물을 주려고 애쓸 것 같습니다. 그리고 정말로 선물을 줄 것 같습니다. 길 가는 사람과 친구는 이처럼 차이가 나는 것 아닐까요?

의사 노릇 30년을 넘어서면서 이런 생각을 해봅니다.

'나는 내 환자들을 친구로 생각했을까? 아니면 그냥 길 가는 사람으로 생각했을까? 내게 오지 않은 많은 환자들에게 나는 친구였을까, 행인이었을까……?'

나와 내 가족이 화상을 입었을 때의 아픔과 불편을 보면서 내게 오지 않은 많은 화상 환자들의 아픔을 공감했고, 그들을 위해 오랜 시간 연구를 했고, 그 덕분에 그들에게 선물을 줄 수 있게 되었습니다.

하지만 워낙 의심 많고 불안한 세상인 터라 준다고 해서 모두가 받는 것은 아닙니다. 거래, 대가, 보상에는 익숙해도 선물에는 익숙하지 못한 세상이 되어버린 것 같으니까요.

이 책은 집 안에 놓고 보면서 누구든 화상을 입으면 그대로 보고 따라 할 수 있는 내용으로 구성되었습니다. 화상이라는 것이 조금만 심해 보여도, 조금만 범위가 넓어도 전문 병원으로 가야 한다고 모두가 말해왔는데 막상 깊이 연구해보니 집에서 더 잘 치료하는 좋은 방법이 있었습니다.

그래서 제가 이 책을 여러분께 드리는 선물이라 하는 것입니다.

실컷 설명하고 결론은 "내원하세요!"가 아니라는 말이죠.

이 한 권의 책으로 저는 제게 오지 않은 많은 화상 환자들에게도 친구였음을 인정받고 싶습니다.

오래도록 정성 들여 준비한 제 선물을 화상 환자 친구들이 기쁘게 받아주셨으면 합니다.

그리고 앞으로도 저를 찾아오는 환자들과, 아직 만나지 못한 많은 환자들과, 만나지 못할 많은 환자들을 위해서도 또 새로운 선물을 만드는 노력을 하겠노라고 약속합니다.

그래서 더 많은 환자들에게 친구라는 말을 듣고 싶습니다.

2017년 8월의 초입에
우리나라에서 가장 더운 대프리카의 진료실에서
살림닥터 김효진 드림

차례

제1장　새로운 화상 치료법을 발견하기까지

제2장　한의학과 양의학의 화상 치료법

제3장 세상에서 가장 좋은 화상 치료법

제4장 안아키식 화상 치료법 치료 사례

제1장

새로운 화상 치료법을
발견하기까지

화상 치료의 결과는
또 하나의 더 큰 상처였으므로

한의원에는 화상 환자가 오는 일이 매우 드뭅니다. 특히 직접 화상을 치료하겠다고 오는 환자는 아예 없다고 할 정도입니다. 그런데 왜 제가 화상 치료에 관심을 가졌을까요?

저는 30대 초반 때 한약 달이는 솥의 증기에 쐬어 양쪽 허벅지 전체가 화상을 입은 적이 있습니다. 수시로 침을 놓고 사혈을 하면서 자주 들여다보고 관리한 덕분에 심각한 흉터는 남지 않았지만 얼룩덜룩한 흉터는 20년이 지난 지금까지 희미하게 남아 있습니다.

처음 몇 년 동안 그 부분은 땀도 나지 않았습니다. 물론 체모도 전혀 나지 않았습니다. 외형적으로 문제가 있고 기능적으로도 문제가 있다면 상처는 다 나은 것이 아니죠. 그 흉터는 내내 제게 화상이라는 문제를 잊을 수 없게 만들었습니다. 옷을 갈아입을 때마다 늘 상기시켜주는 상징물이 되었으니까요.

우리 셋째 아들의 손등에는 지금은 희미해서 잘 보이지 않지만 화상 흉터가 있습니다. 보행기 타고 다니는 돌도 안 된 나이에 한의원의 이동식 가스히터 앞에서 보행기가 멈추는 바람에 손등 전체에 심한 화상을 입은 자국입니다.

당시는 찬물로 소독하고 화상 연고를 바르는 것 외에는 치료 방법을 잘 알지 못하던 때라 열심히 드레싱해주고 붕대로 감싸고 그렇게 치료했습니다. 매일 진물이 나고, 아프다고 찡찡대며 우는 아기를 보면서 저는 잘 돌보지 못한 죄책감에 드레싱할 때마다 눈물을 흘렸습니다.

2주 정도 지나 붕대를 싸매지 않아도 될 정도로 회복되고 보니 화상을 입은 손이 다른 쪽 손보다 작아져 있었습니다. 얼마나 놀라고 가슴이 아팠던지 속으로 '미안해!'를 수없이 부르짖으며 엉엉 소리 내어 울었습니다. 아직 어려서인지 손은 금방 제 크기로 회복되었지만 그 당시의 상황이 지금도 기억에 생생합니다.

한의원에 내원한 환자분 가운데 꽤 넓은 부위에 화상 흉터가 있는 분을 만났습니다. 그분은 천식 때문에 오셨는데 제가 볼 때는 과도한 흉터로 인해 피부호흡에 많은 어려움을 겪는 것으로 보였습니다.

'아, 화상을 입은 부위가 넓으면 화상으로 끝나는 것이 아니구나'라는 걸 알았습니다. 물론 나중에 다시 생각해보니 초기 화상 사고 당시 유독가스로 인해 폐가 큰 손상을 입었기 때문이라고도 판단되었습니다만 피부에 관심이 많아서였는지 넓은 화상 흉터가 계속 마음 쓰였습니다.

이후 저는 어떻게든 화상을 온전히 낫게 하는 법, 흉터를 줄이는 방법이 필요하다고 생각하여 직접 연구를 해보기로 했습니다.

2003년경으로 기억됩니다. 저는 제 발에 직접 뜸을 떠서 완전히 탈 때까지 두는 극단적인 뜸법으로 가장 깊은 화상을 입었습니다. 물론 뜸을 뜰 때의 쑥봉도 제법 크게 뭉쳐서 시도했습니다. 그래야 제대로 화상을 입을 테니까요.

미미한 화상은 며칠 고생하면 저절로 아물기도 하고 작은 흉터는 시간이 지나면서 저절로 사라지기 때문에 제대로 화상을 입어야 연구할 수 있을 거라는 생각에서였습니다.

그 화상과 흉터로 꽤 오래 고생했습니다. 흉이 생겨도 눈에 잘 띄지 않을 거라 생각해서 선택했던 발 부위는 신체의 제일 아래라는 특성 때문에 혈액순환이 가장 나쁜 데다 걸어 다닐 때마다 체중이 실리는 바람에 통증도, 진물도 더 심하게, 더 오래 겪어야 했습니다.

그 덕분에 한 가지 사실은 알게 되었습니다. 화상은 신체 하부로 내려올수록 혈액순환에 더 불리한 질환이라는 것을 말이죠. 장

기간의 뜸 치료와 침 치료로 최소한의 흉터만 남기고 잘 치료될
수 있었지만 화상으로 인한 오랜 고통과 후유증은 이후에도 내내
제 머릿속에 남아 '꼭 해법을 찾아야 할 텐데……'라는 화두가 되
었습니다.

풋고추 같은 매운 음식을 먹고 나서 혀가 몹시 얼얼하고 아플 때는 대부분 찬물을 마십니다. 저 역시 찬물을 마셨는데 찬물이 목구멍으로 넘어가기만 하면 곧바로 다시 통증이 시작되는 경험을 여러 번 했습니다.

그러다 어느 날 반대로 뜨거운 물을 마시면 어떻게 될까 하는 생각을 하고 직접 시도해보았습니다. 뜨거운 물이 혀에 닿자마자 눈물이 핑 돌 정도로 자극감이 왔습니다. 얼른 삼켰는데 희한하게도 찬물이 목구멍을 넘어갔을 때와는 달리 고통이 아주 조금 줄어들었음을 느낄 수 있었습니다.

'더울 때 땀 흘릴 정도로 운동을 하고 나면 가만히 있기만 해도

시원하게 느껴지는 그런 원리일까? 감각의 착각?'

이런 생각이 들면서 착각인지 진짜인지 확인해보고 싶어졌습니다.

그래서 다시 한 번 뜨거운 물을 머금은 뒤 삼키지 않고 혀가 담긴 것 같은 상태를 만들어 잠시 유지해보았습니다. 채 1분도 되지 않아 혀의 아픔이 느껴지지 않았습니다.

"대박~!" 하고는 그 이후 매운 음식에는 뜨거운 물이라는 공식을 만들어 자주 활용했습니다. 하지만 이것이 화상에도 응용될 수 있을 거라는 생각까진 하지 못했습니다.

그러다 어느 날 뜨거운 것을 먹고 혀가 데었는데 그 통증이나 불편함이 매운 것을 먹었을 때와 비슷하다는 느낌을 받고 뜨거운 물을 입안에 머금고 유지해보았습니다. 매운 것을 먹고 물을 머금었을 때는 불과 1분 만에 통증이 사라졌지만 혀를 데었을 때는 그처럼 빠른 반응을 볼 수 없었습니다.

그래서 이런 경우에는 안 되나 보다 하고 물을 삼켰는데 다음 식사 시간 때 혀가 멀쩡하게 나아 있는 것을 알게 되었습니다. 순간, 뉴턴이 사과가 떨어지는 것을 보고 만유인력의 존재를 확인한 것 같은 그런 기분이었습니다.

'그래, 이거였어. 결국은 혈액순환이 답이었어. 조직이 죽은 상태가 아니니까 피를 더 많이 돌려주면 회복되는 거야.'

그래서 《동의보감》을 찾아보게 되었고, 관련 내용을 확인하게 뇌었습니다. 《동의보감》 당화창편을 보면, 화상에는 치기운 것을 가까이하면 안 되고 통증이 있어도 참고 불 가까이 대고 있으면 통증이 사라진다는 내용이 있습니다. 역시 화상에는 혈액순환이 답이라는 것을 다시 한 번 확인한 셈이었습니다.

그때부터 화상에 대해 구체적으로 고민하고 연구하기 시작했습니다. 그리고 바로 떠오른 이미지가 아궁이였습니다.

화상을 입은 환자가 장작이 타는 아궁이 앞에서 환부를 가까이 대고 거리 조절을 하며 고통을 참는 그런 이미지였습니다. 본인이 아궁이 불의 세기를 충분히 인지한 다음, 작정하고 그 상태를 유지한다면 모르지만 대개의 경우 불 옆은 불과의 거리에 따라 온도가 일정하지 않고 화상 입은 사람이 아이일 경우 이런 처치법은 대단히 난감하겠다는 생각을 했습니다.

또한 대개의 경우 화상에서는 물집과 진물이 오래 유지되기 때문에 이로 인한 치료의 어려움도 크다는 생각이 들어 좀 더 효과적인 방법을 찾아봐야겠다고 생각했습니다.

입안에 머금은 뜨거운 물이, 매운 것으로 자극된 혀에는 빠른 효과를 보였지만 직접 뜨거운 음식에 덴 혀에는 그처럼 빠른 효과를 내지 못했던 것에 대해 더 오래 생각을 해보았습니다. 두 경우의 차이라면 화상은 조직의 변질이라는 악조건이 하나 더 있다는 것이었습니다.

변질된 피부를 이야기하자면 빠르고 옳은 치료를 위해서는 피부 친화력이라는 개념이 무시될 수 없다는 생각을 하면서 화상으로 변질된 피부 타입의 분류와 그에 맞는 적절한 치료 수단 및 과정을 고민하기에 이르렀습니다.

아주 가벼운 화상은 홍반 정도에서 그치지만 화상이 깊어지면 진물이 납니다. 진물은 상처가 났을 때 우리 몸에서 제일 먼저 나타나는 방어 물질입니다. 엄밀히 말하면 상처에서 나는 진물은 림프액으로, 혈관을 보호하기 위한 조치를 하는 우리 몸의 방어 기전이죠.

화상을 입었을 때 나오는 진물은 단순한 림프액이 아니라 상처를 치유하는 여러 가지 성장 인자가 함유된 것입니다. 이에 대해서는 1994년에 이미 화상 수포에서 수포액을 빼내어 성분 검사를 한 실험 논문이 나와 있습니다.

후쿠시마 의대에서 발표한 〈화상으로 인한 수포 속에 상처 치유를 위해 존재하는 활성 인자에 대한 고찰(A study of cytokines in bun blister fluid related to wound healing)〉이라는 논문을 살펴보면 혈소판 유래 성장 인자, 면역성 림프구, 증식 자극 인자, 면역 활성 인자 같은 것들이 함유되어 있다고 합니다.

저는 이것이 화독을 풀고 치유를 시작하는 우리 몸의 생리적 반응이라 보고 진물 효과를 극대화할 수 있는 조건은 무엇일까 생각해보았습니다. 면역 기능을 담당하는 림프구가 함유된 림프액이 이동하는 통로인 림프관을 활성화할 수 있도록 자극하는 것이 그

답일 것입니다.

뿐만 아니라 화상이 유지되는 것과 같은 상태가 지속된다면 치유에 도움을 주는 인자들도 계속해서 림프액 속으로 유입될 것입니다. '그렇구나. 그래서 덴 혀를 뜨거운 물이 치료한 것이었구나' 하고 알게 되었습니다.

그러나 화상 입은 부위를 계속 뜨거운 물에 담그고 있다 해서 모든 것이 해결되는 것은 아닙니다. 왜냐하면 피부는 물을 좋아하지만 장시간 물속에 담겨 있는 것은 좋아하지 않습니다. 그런 것을 좋아한다면 우리는 공기 속이 아니라 물속에서 물고기처럼 살고 있을 것입니다.

육지 동물에게는 그러한 환경에 맞는 피부가 있고 그 피부가 견딜 수 있는 한계가 있습니다. 그 때문에 육지 동물의 피부는 지나치게 습기가 많아지면 오히려 습진이 생기죠. 언제까지 얼마나 뜨거운 상태를 유지할 것인가를 또 고민해야 했습니다.

몇 차례 사소한 화상을 통해
체험하며 깨달으며

어느 날 부엌에서 조리를 하다가 뜨거운 프라이팬 가장자리에 손이 닿으면서 작은 화상을 입게 되었습니다. 화상으로 한참을 고민하던 때라 잘됐다는 생각밖에 들지 않았습니다. 평소 피부 온도가 37도보다 낮으니까 화상을 입은 부위는 그보다 뜨거울 것이고, 일단 40도 정도로 해보자 생각했습니다. 왜냐하면 40도는 뜨겁긴 하지만 피부가 화상을 입지 않는 온도니까요.

덴 혀에 뜨거운 물이 닿았을 때를 떠올리며 분명 통증이 심할 것이라 예상했습니다. 40도 정도의 온도가 되는 물에 손가락을 넣었더니 많이 아프긴 했지만 부위가 작아서인지 혀를 데었을 때만큼 눈물 나게 아프지는 않았습니다.

'음, 이 정도면 참을 만하군' 하고 계속 담그고 있었습니다. 1분은 짧고 10분은 길다고 생각했습니다. 10분 정도 되자 정말로 아프지 않은 것을 확인할 수 있었습니다.

물기를 닦고 손가락을 만져보았습니다. 전혀 아프지 않은 것이 신기했습니다. 평소 부엌에서 조리를 하다 보면 사소한 화상을 자주 입기 때문에 어느 만큼 얼마나 통증이 지속되는지 익히 알고 있었으므로 좀 더 예후를 지켜보리라 생각했는데 손가락 역시 덴 혀처럼 다시 아파오지 않았습니다.

화상은 대개 첫날보다 다음 날 더 선명해지고 때로는 피부 변색도 잘 드러나죠. 사소해 보였던 화상이 때로는 다음 날 물집이 잡히기도 하고요. 그런 경험이 많았던지라 다음 날까지 관찰해봐야겠다 생각했습니다.

그러나 다음 날도 아무런 변화가 없고 피부는 언제 화상을 입었냐는 듯 멀쩡했습니다.

'아, 역시 우리 몸은 똑똑하구나. 내가 고민했던 그 적절한 시간은 몸이 알려주는 것이었어. 통증이라는 신호로 말이야!'

대략적인 화상 치료의 원리가 이해되면서 확실한 화상 치료법을 개발할 수 있게 되었다는 확신이 들었습니다. 하지만 다양한 화상의 경우에 대한 구체적인 방법을 위해서는 아직도 할 일이 많이 남아 있다고 생각되었습니다.

화상 치료에 쓰이는 민간요법을 살펴보면 술로 씻거나, 엿을 태워 그 재를 바르거나, 감자나 오이를 갈아서 붙이는 방법이 있습니다. 참기름이나 오소리기름을 발라서 치료하는 방법도 있었습니다.

화상의 원리를 고려하면서 하나하나 살펴보니 나름대로 한 가지씩은 의미가 있다고 생각되었습니다.

술은 열기를 유지하기 때문에 화독을 빼는 데 도움이 되고, 엿을 태워 쓰는 것은 피부 조직을 보호하는 역할을 하면서 동시에 혈전 형성을 막아주는 역할을 함으로써 혈류를 원활히 하고, 감자나 오이를 갈아서 붙이는 것은 열기를 흡수하여 주변에 퍼뜨리는 효능이 있을 것으로 판단되었습니다.

참기름이나 오소리기름은 접촉으로 인한 따가움을 완화시켜주는 역할을 한 것으로 생각되었습니다.

이런 내용들을 두루 살핀 결과, 뜨거운 물을 잘 활용하면 추가할 치료법은 달리 필요하지 않겠다는 생각이 들었습니다. 더운 술을 물 대신 활용하면 더 좋겠다는 생각이 들었지만 화상의 정도에 따라 염증을 촉진할 가능성도 있기 때문에 술을 활용한다면 특별히 효과적인 경우를 따져봐야 할 것 같다는 생각을 했습니다.

어느 날 식사 때가 되어 압력밥솥 뚜껑을 열던 중에 증기 추를 건드려 손과 팔에 화상을 입었습니다. 이번에는 그전의 경험을 살려 얼른 뜨거운 물을 받아 손목까지 담갔습니다.

하지만 범위가 넓어서인지 아플 정도로 따가워 견디기가 힘들었습니다. 그래서 화상 입지 않은 손을 담가봤는데 아무렇지 않았습니다. 화상을 입은 손과 화상을 입지 않은 손의 느끼는 감각이 서로 달랐던 것입니다.

'아, 화상 입은 손은 정상적인 감각을 잃어버린 것이었구나. 그렇다면 표피가 손상된 것이구나.'

이렇게 생각하고 계속 더운물의 온도를 유지하면서 손을 담그고 있었습니다.

10분 정도 지나자 손의 통증이 줄어든 것 같아 물에서 손을 뺐습니다. 화상 입은 부위를 만지니 조금 따가워서 다시 더운물에 손을 담그고 또 40도로 물 온도를 유지했습니다. 20분 정도 경과할 즈음 손을 물에서 빼고 만져보니 아무렇지 않았습니다.

그 이후에는 수건으로 손의 물기를 닦아도 아프지 않고, 아무 흔적도 남지 않았습니다. 물론 다음 날도 별다른 변화가 없었습니다. 표피만 손상된 상태라면 20분 정도의 온찜질로 충분히 즉각적인 치료가 가능하다는 것을 확인하게 되었습니다.

아들의 화상 치료에
더운물 치료를 적용하다

큰아들이 군 복무 중일 때였습니다. 휴가를 나온 아들이 부대 복귀 전날 마지막으로 간식을 실컷 먹겠다면서 라면 두 개를 삶았습니다. 그리고 식탁으로 가져오려는 순간, 가스레인지 위에서 바로 발등에 쏟고 말았습니다. "으악~!" 하는 소리에 놀라 뛰어가 보니 발등에는 라면이 걸쳐져 있고 아들은 라면 묻은 발을 들고 한쪽 다리로 팔짝팔짝 뛰고 있었습니다.

저는 화장실로 달려가 대야에 더운물을 받으며 제 손으로 40도 가까운 온도를 가늠했습니다. 대야에 물을 다 받은 뒤, 아들을 변기 뚜껑 위에 앉히고 대야 물에 발을 담그도록 시켰습니다. 큰아들은 발을 담그자마자 "으악!" 하고 비명을 지르면서 발을 빼려

했지만 제가 "급해! 시간 없으니까 일단 시키는 대로 해!" 하며 다그치자 아픔을 참고 대야 물에 발을 담갔습니다.

발을 담그고 있는 동안 너무 따갑다며 계속 불평하다가 10분쯤 지나자 덜 따가운 느낌이 든다고 하더니 20분이 경과하자 따갑지 않다고 했습니다. 물속에서 제가 발등을 손으로 만지자 아직 따갑다고 했는데 저는 아직 화독이 덜 풀린 거라며 조금 더 있어야 한다고 했습니다.

40분 정도 지난 뒤에는 전혀 따갑지 않다고 하여 대야에서 발을 뺐습니다. 장시간의 찜질로 발목까지 빨간 양말을 신은 것처럼 빨개졌지만 시간이 지나면서 붉은색은 사라지고 화상은 흔적도 보이지 않았습니다. 걷는 데도 불편함이 없고 아픈 곳도 없어 다 나은 것이라고 판단했습니다.

다음 날 아침 큰아들은 군화 끈을 조여 신고 별 탈 없이 귀대하였고 이후 별다른 후유증 없이 지냈습니다. 통증이 조기에 소실된 것과 아무런 흉이 남지 않은 것만으로도 탁월한 치료법임을 다시 한 번 확신하게 되었습니다.

어느 날 둘째가 밤늦도록 귀가하지 않아서 걱정을 하다 잠이 들었습니다. 새벽녘에 문소리가 들려 나가봤더니 자기 방에 쓰러져 정신을 못 차리고 곯아떨어져 있었습니다. 온몸에서 술 냄새가 진동했습니다. 양말을 벗기고 바로 뉘어주려 하다가 입술부터 목까지난 시꺼먼 상처를 발견했습니다. 한눈에 화상임을 알 수 있는 상처였습니다. 곯아떨어진 녀석을 상대로 무슨 일이 있었는지 물어볼 수도 없어서 그냥 더운 물수건으로 계속 한 시간 정도 찜질을 해주었습니다.

다음 날 아침 물어보니 지난밤 술을 너무 많이 마신 탓에 마지막으로 테킬라를 마실 때는 이미 감각이 비정상적이었답니다. 테킬라는 불을 붙이고 단숨에 들이켜는 방식으로 마시는 술인데 감각이 떨어진 상태라 단숨에 들이켜지 못하고 술을 흘리게 되었고 불붙은 술이 흐른 자리, 입술부터 목까지 화상을 입었던 것이었습니다.

매일, 자주, 더운 물수건 찜질을 하게 하고 작은 수포가 생긴 자리는 침으로 수포를 터뜨려서 물만 빼내는 방식으로 닦아냈습니다. 사흘 정도 지나자 딱지가 생기고 5일 만에 딱지가 모두 떨어지면서 거의 알아볼 수 없을 정도의 흐릿한 색소성 흉터만 남게 되었습니다. 남은 흉터도 시간이 지나면서 점차 흐려져 한 달이 지나기 전에 흔적을 찾아볼 수 없게 되었습니다. 더운 물수건으로 찜질한 것이 혈류를 촉진해서 치료 효과를 높인 것이라 이해되었습니다.

화상이라는 초기 상황이 종료되었다 하더라도 회복을 위해서는 반드시 원활한 혈액순환이 필요한 법이어서 더운 찜질 치료는 충분히 의미 있는 것이었습니다. 수포는 처음엔 치료에 도움이 되지만 나중에는 오히려 피부 환경을 습하게 하여 감염 가능성을 높이고 표피 형성의 악조건이 되기 때문에 일부러 터뜨린 것이었습니다. 이는 화상이 아닌 다른 피부 질환에도 똑같이 적용되므로 굳이 화상이라 해서 다를 게 없었습니다.

그 후 화상의 응급조치는 40도 정도의 물로 하는 것이 적절하고, 통증이 없어질 때까지 유지해야 하며 이후에도 흔적이 남아 있다면 지속적으로 온찜질을 해주어야 좋은 것으로 기본적인 치료에 대한 결론을 내렸습니다. 그리고 이때부터 저는 주변 사람들에게 화상에는 따뜻한 물로 응급조치를 해야 한다고 말하기 시작했습니다.

찬물 응급조치와 더운물 응급조치의
차이를 확인하다

한의원에서 일하던 간호사 선생님이 알코올을 잘못 취급해 얼굴 전체에 화상을 입었습니다. 눈썹에서 머리카락까지 불이 붙었는데, 본인 말로는 얼굴에 불이 붙은 줄 알았다고 합니다. 깜짝 놀라서 수돗가로 달려가 찬물을 틀고 얼굴을 들이미는 바람에 오른쪽 뺨을 타고 턱을 돌아 찬물이 왼쪽 목으로 흘러내렸습니다.

비명 소리를 듣자마자 달려가서 확인했을 때는 차가운 수돗물에 얼굴을 들이밀고 있어서 제가 얼른 수도꼭지를 잠그고 침대로 옮긴 뒤 더운 물수건으로 찜질을 시작했습니다. 더운물로 계속 응급조치를 하다가 약 세 시간 후에 귀가시켰는데 그때 이미 쓰라림이나 통증은 전부 사라진 상태였습니다.

집에 가서도 최대한 온찜질을 많이 하라고 한 뒤 사흘간 매일 제가 직접 상태를 확인해가며 온찜질을 지시했습니다.

둘째 날부터 오른쪽 뺨과 왼쪽 목에서는 진물이 잡혔지만 반대쪽에는 진물이 전혀 생기지 않고 가피(痂皮)가 앉더니 사흘째는 이미 딱지가 앉기 시작했습니다.

일반적으로 화상에서 보이는 부종은 첫째 날만 있었고, 수포는 찬물이 닿은 부위에만 부분적으로 형성되어 침으로 구멍을 내고 물기만 빼주었는데 사흘째부터는 진물도 없어졌습니다. 각질은 그대로 유지시킨 상태에서 계속 온찜질을 하도록 했습니다.

일주일이 지나자 찬물이 닿은 부위는 딱지가 생기고 찬물이 닿지 않은 부위는 딱지가 떨어지기 시작했습니다. 찬물이 닿지 않은 부분은 거의 다 나은 상태였지만 찬물이 닿은 자리(오른쪽 얼굴과 왼쪽 목)는 부위가 넓고 딱지가 많았습니다.

그때부터는 딱지만 남았기 때문에 햇빛을 자주 많이 쬐도록 지도했습니다. 햇빛을 쬘 때는 빛만 받고 열은 받지 않도록 하되 온기가 약간 느껴지는 정도까지는 괜찮다고 했습니다. 햇빛 치료는 이미 오래전부터 피부 질환에 광범위하게 응용하고 있는 상황이어서 재생을 위한 조건으로 당연한 것이었습니다.

온찜질과 햇빛 치료를 병행한 결과, 3주 만에 얼굴 화상은 완전히 나았습니다. 그래도 부분적으로 점처럼 남아 있는 홍은 제가 침으로 치료해서 회복을 도와주었습니다.

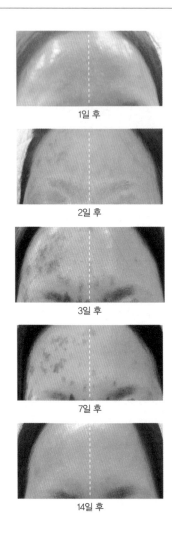

1일 후

2일 후

3일 후

7일 후

14일 후

사진에서 왼쪽 이마는 찬물로 1분 응급조치 후 더운물 찜질한 부분.
사진에서 오른쪽 이마는 처음부터 더운물 찜질한 부분.

〈찬물과 더운물의 응급조치 비교-이마〉

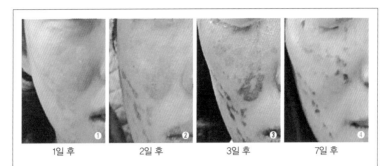

| 1일 후 | 2일 후 | 3일 후 | 7일 후 |

찬물로 1분 응급조치 후 더운물 찜질한 왼쪽 뺨의 치료 경과.
찬물이 닿으면서 화상의 정도에 따라 수포가 발생하고 수포 자리에 딱지가 앉은 것입니다.
전체적으로 찬물이 닿은 부분으로 인해 3일이면 끝낼 수 있는 화상을 무려 1개월이나 끌게된
것은 안타까운 일입니다.

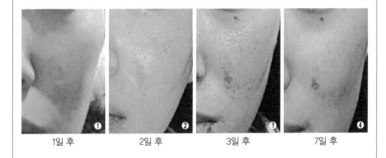

| 1일 후 | 2일 후 | 3일 후 | 7일 후 |

처음부터 더운물로 응급조치한 오른쪽 뺨의 치료 경과.
가운데 딱지가 생긴 부분은 찬물이 한 방울 튄 부분입니다. 그 한 방울의 물만 튀지 않았더라
면 딱지도 생기지 않고 전체적으로 3일 만에 깨끗이 나았을 것입니다. 한 방울의 찬물이 튄
자리 때문에 1주일이 걸린 것입니다.

〈찬물과 더운물의 응급조치 비교-뺨〉

1개월 뒤에는 완전히 다 나아서 본래의 얼굴로 100% 회복되었습니다. 찬물이 닿은 부위와 찬물이 전혀 닿지 않은 부위가 완치되는 시간이 무려 네 배의 차이를 보이는 것을 확인하는 계기가 되었습니다.

자동차 명장을 통해 발견하게 된
피부 치료의 원리

자동차 수리 업계에서 45년을 종사한 후 명장이라는 이름을 단 박병일이라는 분이 있습니다. 그분이 언젠가 방송사와 인터뷰를 하면서 '겨울철 성에 제거 최고의 방법'을 알려주셨습니다.

눈이 쌓인 정도는 와이퍼로 털어낼 수 있지만 추운 날씨로 밤사이에 성에가 끼면 시야 확보를 위해 차창의 성에를 긁어내거나 녹여내야 하는 것이 바쁜 아침에 출근을 앞둔 사람에게는 보통 당황스러운 일이 아닐 때가 많습니다.

그분이 알려주신 방법은 통풍구를 차창 쪽으로 돌린 다음 에어컨을 켜라는 것이었습니다. 실제로 에어컨을 켰을 때 히터보다 빠르게, 긁는 것보다 깔끔하게, 성에가 제거되는 것을 확인할 수 있었습니다. 차가운 것이 원인이 되어 발생한 성에이기 때문에 데워야만 떨어질 것이라고 생각하던 사람들에게 그것은 놀라운 현상이었을 겁니다.

성에는 차가운 온도와 습기가 만나서 형성되는 얼음화입니다. 차 안은 대부분 주차 중에 차창을 닫아두기 때문에 밀폐된 상황이므로 외부는 습기가 많다 해도 내부엔 결빙이 일어날 만큼의 습기가 없는 것이죠. 얇은 차창 두께만큼의 간격을 사이에 두고 창문 바깥과 안은 완전히 다른 상태가 됩니다.

차 안에서 에어컨을 틀면 외부로부터 공기가 유입되면서 찬 바람이 창문을 통해 성에가 낀 창으로 가고 창문 내부와 외부의 온·습도 차이는 줄어들게 됩니다. 창이 차가운 상태이기 때문에 내부와 외부의 격차를 빨리 줄이려면 에어컨이 효과적입니다.

그러나 반대로 히터를 틀게 되면 내외부의 온도 차가 더 커지기 때문에 히터가 창문 전체를 모두 데워서 성에를 녹이기까지는 많은 시간이 걸립니다.

피부 치료에서도 이런 현상을 종종 볼 수 있습니다. 창문은 생명체가 아니기 때문에 조금 다른 면이 있기는 하지만 피부 역시 친화력이라는 것과 방어력이라는 것을 발휘하는 기전에서는 일반적으로 사람들이 알고 있는 것과는 매우 다른 현상을 보일 때가 많습니다.

화상을 입었을 때 더운물로 응급조치를 하는 것은 치료를 위해 진물의 발생을 일시적으로 촉진시키고자 하는 면도 있지만 표피를 보호하고 변질을 막고자 하는 의도도 포함된 것입니다.

열독이 오른 표피는 온도도 높고 함유한 진물도 많습니다. 평소의 피부보다 물도 많고 온도 역시 높기 때문에 이 상태에서의 움직임은 현재 상태와 가장 가까운 조건을 만들수록 피부가 긴장하지 않고 친화력을 가지기 때문에 변질되지 않습니다.

반대로 조건의 차이가 클수록 피부는 긴장하면서 방어력이 최대한 발휘됩니다. 방어력이 극대화되면 피부는 변질을 일으킵니다.

이에 관해서는 예전에 몇 가지 실험을 통해 확인한 바 있습니다. 구운 돼지 껍질을 가지고 찬물, 더운물, 찬 쌀풀, 더운 쌀풀, 기름을 혼합한 달걀 이렇게 각기 다른 용매를 만들어 동일한 시간 동안 담가놓았을 때 더운 쌀풀이 가장 먼저 본래의 질감을 회복하고 그다음은 기름을 혼합한 달걀, 찬 쌀풀, 더운물, 찬물 순으로 시간 차를 두고 회복하는 것을 확인했습니다.

더운물부터는 시간만 차이가 나는 것이 아니라 회복의 정도에서도 현격한 차이를 보였습니다. 이 실험은 용매의 점도와 성분이 미치는 영향과 함께 피부에 바른 다음 피부 온도에서 어떤 변화를 보이는지 확인하기 위한 것이었습니다.

이런 실험은 화장품 개발을 위한 것으로 화장품 자체가 얼마나 좋은 성분이냐가 중요한 것이 아니라 그 화장품이 피부에 작용했을 때 목표로 하는 작업을 얼마나 잘 수행할 것인가를 찾아내는 과정에서 이루어진 것이었습니다.

　박병일 님의 자동차 성에 제거를 위한 에어컨 활용법은 제가 연구한 것에 대입하면 피부 친화력을 극대화한 방법입니다. 차가운 상태의 창문에 차가운 것을 더하면 곧바로 창문 전체가 차가운 조건에 순응하여 반응하지만 만약 에어컨이 아닌 히터를 틀었다면 히터의 바람이 닿는 부분만 더워지면서 차가운 부분과의 반발력으로 창문의 성에가 부분부분 녹아서 떨어질 수는 있어도 시간이 많이 걸리고 깨끗이 떨어지기가 어려웠겠죠. 자동차를 다루는 명장도 아는 원리를 생명을 다루는 의료인들이 화상 치료에 응용하지 못하는 것은 안타까운 일입니다.

안아키를 통해
더 많은 것을 배우고 고민하다

안아키는 육아 카페입니다. 그러니 당연히 어린 아가들부터 어린이까지 아이들이 많고, 아이들은 부주의로 인한 화상을 가장 많이 입게 되는 나이죠. 엄마들도 부엌에서 조리를 하다 보면 사소한 화상을 자주 입게 됩니다.

초기 응급조치를 어떻게 하느냐에 따라 결과가 너무나 크게 달라지는 것을 알고 있는 저로서는 화상 대처법을 강조하지 않을 수 없었습니다. 특히 우리 셋째의 손등 화상을 직접 경험했던 터라 아이가 화상을 입으면 엄마들이 얼마나 가슴 아프고 놀랄지 알고 있기 때문에 꼭 알려주어서 나처럼 미안한 엄마가 생기지 않게 해주고 싶었습니다.

안아키의 새내기들에게도 〈새내기를 위한 안내문〉이라는 글을 통해 제일 먼저 화상 조치법부터 공부하라고 말하면서 수시로 시뮬레이션을 해두라고 강조했습니다. 화상은 다른 질환처럼 어떤 조건이 만들어진 이후에 몸의 경고를 계속 무시하면서 발전하는 그런 것이 아니라 예견되지 않은 사고로 발생하기 때문에 언제 어디서 만날지 모릅니다.

그런 이유로 어디에서 어느 부위에 화상을 입으면 무엇을 해야 할지, 어디로 가야 할지를 미리미리 예상 문제집 풀듯이 풀라고 했습니다. 엄마들의 상상을 모아서 가장 훌륭한 치료 대비 매뉴얼을 만들어두자고도 했었습니다.

언제나 그렇듯이 아무리 강조하고 역설(力說)해도 사건·사고는 있게 마련입니다. 상담실에 화상 관련 상담글이 올라오고 다친 아이들과 엄마들의 환부 사진이 올라왔습니다. 제게 연결되는 응급 전화로 화상 문의가 오는 날도 많았습니다.

화상 환자가 한의원으로 직접 찾아오는 일은 거의 없기 때문에 저는 진료실에서 화상 환자를 치료한 적이 거의 없습니다. 한의원에서는 기껏해야 작은 화상을 입었을 때 쑥뜸으로 치료해준 정도가 전부이고, 그런 화상은 내버려둬도 시간이 지나면 저절로 나을 정도의 화상이었습니다.

따라서 이론적으로 확실한 방법이라고는 생각했지만 실제로 치료한 것은 우리 가족들밖에 없었던 셈이죠. 초기 응급조치를 확실히 했기 때문에 심각하게 발전하지 않고 쉽게 나아서 저는 화상에 대해 더 이상 고민할 필요가 없다고 생각하여 엄마들에게 화상 치료법을 자신 있게 알려주었던 것입니다.

그런데 사람이 많다 보니 다양한 경우가 생기면서 '더운물이 없을 때는 어쩌면 좋겠느냐', '애가 가만히 있지 않는데 어쩌면 좋으냐', '이런 치료를 해도 아토피는 악화되지 않느냐', '흉은 언제쯤 해결될 것 같으냐', '예전에 생긴 흉터가 있는데 지금 다시 치료를 시작해도 효과를 보겠느냐' 등의 질문이 쏟아졌습니다.

물론 처음부터 제 말을 믿고 제대로 응급조치를 해서 초반에 치료한 사람들은 감사하다는 인사말과 후기를 남겨 고민할 것이 없었지만 흉터에 관한 문의를 해오는 데서 충격을 받았습니다. 화상으로 올라오는 상담글의 흉터 사진은 붉거나 검은 어두운 색이었으니까요.

지금 이 글을 읽으면서 '당연히 그렇지, 화상 흉터가 그럼 어떨 것이라고 생각한 거야?' 하고 의문을 가지실 분도 많을 것 같습니다.

제가 아는 화상 흉터는 여느 피부 질환으로 인한 흉터와 달리 하얀색이었기 때문입니다. 켈로이드 피부를 가진 사람이 아니라면 화상으로 인한 색소성 흉터가 붉거나 검다고는 상상도 해본 적이 없었습니다. 어렸을 때 동네에서 본 심한 화상 후유증 환자가 그랬고, 제가 직접 화상을 입었을 때도 그랬지만 화상 흉터는 전부 하얀색이었습니다.

제 다리에는 일부 어두운 색이 지금도 있지만 그건 회복 과정에서 가려움을 참지 못하고 긁는 바람에 감염이 발생하여 형성된 것으로만 알고 있었습니다. 우리 셋째 아들의 손등도 아주 희미한 어두운 색은 있지만 전체적으로는 흰색으로 보입니다.

쑥뜸을 떠서 3도 화상을 입었던 제 발은 완전히 하얀색 흉터입니다. 가끔 복진(腹診)을 하면서 보게 되는 환자들의 화상 흉터도 동그란 하얀색이었습니다. 어디선가 들은 건강법을 따라 하느라 혈자리에 지속적으로 쑥뜸을 해서 생긴 화상들이라 그랬던 것 같습니다.

그런데 상담글에 올라오는 흉터는 병원 치료를 받은 이후에 생긴 것들이어서 감염으로 인한 것이라고는 생각하기 어려웠습니다. '도대체 왜 이런 말도 안 되는 흉터가 생기는 것일까?' 하고 현행 화상 치료법에 대해 구체적으로 확인해봐야겠다는 생각을 했습니다.

제가 발견한 화상 치료법과 현행 화상 치료법은 단지 응급조치만의 차이라고 여겼는데, 문득 그게 아니라는 생각이 들었기 때문입니다.

그래서 하나하나 찾아보고 살펴보는 과정에서 예상치 못했던 많은 문제를 접하고 어떤 식으로든 현행 화상 치료법의 문제점을 반드시 알려야겠다는 결심을 하게 되었습니다.

제2장

한의학과 양의학의
화상 치료법

현행 양의학적 화상 치료의
과정과 문제점

　인터넷에서 '화상 흉터'를 검색하면 온통 어두운 색의 색소성 반흔이 나타납니다. 그중에는 붉은색도 있습니다.

　드레싱을 하면서 엄청나게 발라대는 연고들. 그 연고들과 지속적으로 사용하는 진통제와 항히스타민제, 항생제 등등⋯⋯. 화상 치료에는 제가 생각한 것보다 실제로 꽤 많은 약물이 쓰이고 있다는 것을 알게 되었습니다. 어려서부터 제가 알고 있던 화상약은 바셀린 아니면 노란색 크림이 발린 화상 거즈뿐이었습니다.

　게다가 떡살이라는 이름으로도 불리는 피부 세포의 비정형 증식인 비후성 반흔도 제 생각보다 훨씬 흔하고 많다는 걸 알게 되었습니다. 현 실태를 모르고 혼자 연구만 했던 저로서는 가히 충격적이었습니다.

제가 연구한 화상 치료법은 처음부터 약물을 쓰지 않았기 때문에 외용제든 내복약이든 따로 약물에 대한 연구를 할 필요가 없었습니다. 그래서 양방의 약물에 대해서도 별다른 관심을 가지거나 비교해본 적이 없었지만 이제는 확인해볼 필요가 생겼습니다.

왜냐하면 화상을 입어 흉이 생길 정도라면 이는 진피층이 손상되어서일 것이고, 진피층의 손상은 멜라닌 세포의 손상으로 이어져 멜라닌 색소의 생산에 문제가 생길 것이고, 따라서 화상으로 인한 색소성 흉터는 백반처럼 흰색인 것이 당연하기 때문입니다.

당연한 현상이 당연하게 나타나지 않을 때는 분명 자연스러운 과정에 무엇인가 개입하여 문제가 있는 것이라고 생각되었습니다. 뿐만 아니라 지나치게 빈번한 비후성 반흔 역시 이해하기 어려웠습니다.

그래서 화상에 쓰이는 연고들은 어떤 것들이 있는지부터 확인했습니다. 실마진 연고, 설파마이론 크림, 무피로신, 미보연고, 피블라스트 스프레이, 포타딘, 박티그라 화상 거즈 같은 것들이 쓰이고 있었습니다.

실마진 연고는 설파디아진은이라는 성분으로 된 약품이며 주효능은 감염 방지를 위한 항균 작용입니다.

하지만 강한 자극성 때문에 밀폐식(密閉式)으로 보존하는 화상 부위에는 적절치 않고 사용량에 따라 피부 괴사나 강한 통증이 있을 수 있으며 약물 독성 누적 우려로 장기 사용을 금한다고 제품 설명서에도 나와 있고, 2001년 덕성여대 약학과의 조애리 교수가 발표한 실험 논문에 의하면 사용량의 증가에 따라 부작용이 심하고 아무 약물도 사용하지 않은 대조군에 비해서 피부 재생 속도가 느리거나 상처 치유 속도가 저하되는 것으로 확인되었습니다.(《약제학회지》 제32권 제2호, 2002, 113~117쪽)

설파마이론 크림과 무피로신은 실마진과 마찬가지로 외용 항균제이며 개방된 상처에 쓰이는 것과 장기 사용을 금한다고 나와 있습니다.

미보연고는 주성분이 베타시스토스테롤이라는 식물성 스테로이드 제품으로 황금, 황연, 육계, 밀랍, 참기름 등의 생약으로 만들어졌으며 모든 화상에 쓰이는 소염제입니다.

피블라스트 스프레이는 욕창이나 화상으로 인한 궤양에 쓰이는 것으로 섬유아세포 성장 인자를 주성분으로 하여 세포 증식 촉진 작용을 합니다.

포타딘은 일명 소독약이죠.

박티그라 화상 거즈는 클로르헥시딘 성분의 가벼운 화상에 쓰이는 외용 항균제입니다.

제품 하나하나를 찾아 살펴보니 화상에는 일반적인 상처에 쓰이는 것보다 독한 소독약, 소염제, 항균제, 세포 증식 촉진제를 외용제로 쓰면서 치료한다, 이런 말이 됩니다. 병원에서는 외용제뿐만 아니라 먹는 약으로 항생제, 진통제, 항히스타민제를 처방하고 있는 것으로 확인되었습니다.

또한 외용제의 주된 부작용은 환부를 덮어 밀폐하는 데에서 기인하는 것이 많은데 화상에는 기본적으로 보습 유지를 필요로 한다며 이중 삼중으로 감싸고 막는 구조를 유지했습니다.

부작용을 조장하는 조건에서 부작용은 부작용이 아니라 당연한 작용이 되지 않을 수 없습니다. 게다가 화상은 열로 인한 손상을 입은 것인데, 화상에 쓰이는 약들이라면서 정작 열독에 대한 조치라곤 아무것도 없다는 것도 저를 당황스럽게 했습니다. 오로지 세균과의 전쟁을 벌인다는 느낌이 들었습니다.

피부는 보호 조직이기 때문에 손상이 일어나면 신체 내부로의 경로가 뚫리는 것이나 마찬가지여서 외부로부터의 각종 오염원이나 세균 등의 병원성 미생물이 방어 대상인 것은 재론의 여지가 없습니다만, 여기서 중요한 차이는 피부를 복구해서 빨리 피부로 하여금 원래의 역할을 담당할 수 있도록 하는 것이 마땅한데 약이 앞장서서 방어하는 기전만 있고 피부 복구를 위한 기전은 없다는 것입니다.

실마진에 대한 실험 논문의 결론(약물이 재생력을 저해하고 회복 기간을 늦춘다)은 이런 사실들을 명확히 보여주는 것이었습니다.

약진(藥疹)을 아십니까? 항균제나 항염제, 항생제의 부작용이 어두운 색소침착인 것을 아십니까?

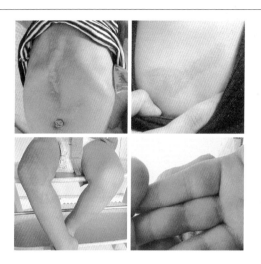

정상적인 화상 치료 후에 남은 흉터는 흰색인 경우가 대부분이다.

〈안아키식 화상 치료법으로 완치한 뒤 남은 흉터〉

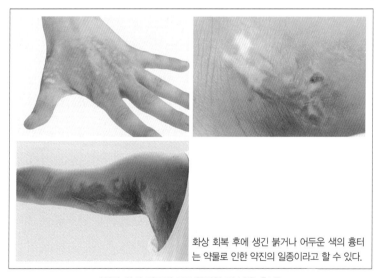

화상 회복 후에 생긴 붉거나 어두운 색의 흉터는 약물로 인한 약진의 일종이라고 할 수 있다.

〈일반 화상 치료법으로 완치한 뒤 남은 흉터〉

이러한 약물의 부작용으로 알레르기성 두드러기가 생기고 홍반이 발생한 이후 짙은 색소침착이 일어나는 것을 약진이라고 합니다. 화상 회복 후에 남은 흰색이 아닌 붉거나 어두운 색의 흉터가 약물로 인한 약진의 일종이었음을 확인하고 경악할 수밖에 없었습니다.

성형외과 의사의 블로그에서 그 실상을 보다

약물의 부작용에 대해서는 어느 성형외과 의사의 블로그에서 그 실상을 확인할 수 있었습니다. 그 글은 화상 환자를 치료하면서 부디 실바딘(제품명만 다를 뿐 실마진과 동일한 약품입니다)으로 떡칠하는 우를 범하지 말고 자신 없으면 빨리 화상 전문 병원으로 옮기라는 게 주제였습니다.

그분은 실바딘 때문에 빨리 나을 피부가 도리어 괴사되고 주변 조직에 알레르기가 심해진다는 이야기를 하시면서 실바딘은 상처 치유를 돕고 회복력을 강화하는 새살용 크림이 아니라 강력한 항균제라는 것을 강조하고 계셨습니다.

때로는 화상 환부 소독에 독한 과산화수소수와 알코올을 지나치게 많이 사용하여 화학 화상을 입히는 경우도 있다고 했습니다.

그리고 가장 최근의 의대생용 임상술기집에까지 여전히 화상 치료에는 실바딘이라는 근거 없는 치료제 사용이 모범 답안으로 나와 있는 웃지 못할 현실에 대해 개탄하셨습니다.

그분의 경험담을 소개한 부분을 인용해보겠습니다.

"실바딘이라는 크림은 화상이 매우 심각해서 염증이 심하거나 완전히 죽은 피부로 덮여 깊게 죽은 피부 딱지와 그 주위에 각종 균이 존재할 때, 3도 화상으로 수술을 요하는 깊은 화상 상처에 대해서 일시적인 살균 목적으로 쓰이는 크림이다. 이것이 화상의 초기 치료제나 상처 치유를 촉진하는 화상 전용 드레싱 재료가 절대 아니라는 것이다.

실바딘만으로 화상 치료를 한다는 건 마치 감기 환자에게 반코마이신이란 강력 항생제를 투여하면서 감기를 치료하겠다는 것과 사실상 차이가 없다. 감기 환자에게 충분한 휴식과 영양, 가래나 콧물이 잘 배출되도록 하는 게 필요하듯이 초기 화상에도 진물이 잘 배출되고 새살이 돋아날 수 있고 촉촉하고 깨끗한 환경만 있으면 된다."

물론 이분의 화상 치료에 대한 견해도 전적으로 옳다고 할 수는 없지만 그래도 분명한 것은 현행 화상 치료법의 가장 심각한 문제점이 무엇인지는 분명히 알고 계셨습니다. 초기의 잘못된 연고 사용으로 최초 화상보다 치료 과정에서 더 깊은 화상으로 발전하는 것, 흉터가 남지 않을 수 있는 화상이었음에도 불구하고 오히려 심각한 흉터를 남기는 원인이라고 지적하셨으니까요.

그런데 더 안타까운 점은 이분이 지적하시는 화상 치료의 심각한 문제점을 이분이 옮기라고 당부하신 화상 전문 병원에서도 똑같이 하고 있다는 걸 모르시더라는 것입니다.

저는 제법 유명한 화상 전문 병원의 치료 과정 소개글을 통해, 그 병원에서 제공한 자료를 통해 여전한 현실을 확인했습니다.

자연의 원리를 따르는 게
가장 훌륭한 치료법

약과 의료가 인체의 질병과 질환에 유용한 도움을 주는 것은 의심할 바 아니지만 사람의 몸은 그 자체로 약물 이상의 자연적인 회복력도 가지고 있습니다.

그래서 사람의 질환 및 질병에 대한 약물과 의료적 처치는 인체의 자연회복력과 서로 조절하고 잘 공조해야 치료가 끝난 후에도 후유증을 최소화하고 치료 이후 삶의 질을 높이는 데도 큰 도움이 됩니다.

화상 치료에 쓰이는 약물의 작용을 확인한 후 화상 치료가 어떤 과정으로 진행되는지, 어느 시기에 어떤 약물이 개입되는지 알아봤습니다.

국내 유명 화상 전문 병원 자료에는 그 과정이 아주 상세하게 소개되어 있었습니다. 그러나 찬물로 응급조치를 하는 초기 과정 이후 열독에 대응하는 과정은 없었습니다.

수포를 터뜨리고, 수포 껍질을 떼어내고, 가피가 생기면 드레싱이라는 이름으로 강력하게 닦아내고, 닦아내도 부족하면 긁어내는 시술을 하고, 긁어내는 과정에서 통증이 심하면 마취제를 쓰고, 긁어낸 자리에 항균제 성분과 세포 증식 성분의 연고를 두껍게 바르고, 메디폼류의 습윤 유지를 위한 폼을 쓰고, 그래도 세포 재생이 안 되면 피부 이식 수술을 하고, 또 이번에는 항생제와 면역억제제를 쓰고, 물이 절대 닿지 않도록 하는 방식으로 진행하다가 시간이 지나 화상 부위가 어느 정도 진정되면 그때부터는 피부 재활이다 흉터 치료다 해서 어마무시한 양의 보습제와 자외선 차단제를 사용합니다.

사소한 상처도 자꾸 건드리거나 딱지를 떼어내면 흉이 지는 것으로 알고 있는데 화상 치료는 전 과정이 모두 날마다 새로운 상처를 내고 그 상처 위에 피부 괴사까지 유발할 수 있는 독한 연고를 두껍게 바르고, 밀폐시키면 부작용이 생긴다는 약물 정보는 무시된 채 싸고 또 싸고 둘둘 말아서 보존하는 이런 치료를 이해할 수 없었습니다.

화상 전문 병원에 화상 전문 의약품을 쓴다면서 정작 화독과 관계된 것은 하나도 없는 상황이 이해되지 않았습니다.

화상 치료에 쓰이는 약물을 검토해보니 소염제, 항생제, 항균제, 항알레르기제, 면역억제제, 마취제 등이었습니다. 어떤 약이든 이처럼 복합적으로 다양하게 쓰이면 부작용의 극대화는 당연한 것입니다. 약물은 하나하나의 부작용을 확인하기만 해도 너무나 다양한데 한두 가지가 아닌 이렇게 많은 약물이 한꺼번에 쓰일 때는 예측 불가능한 후유증을 남길 수 있고, 설령 예측이 가능하다 해도 그에 대한 적절한 대책이 없을 수도 있습니다.

이런 상황이라면 화상 치료에서 화독을 빼고 자연스러운 피부 재생을 도모하는 것은 고사하고 약독만 남는 것이 화상 치료 과정이라는 것을 알게 되었습니다.

화상 치료 정보 공유 카페의 글 중에는 이런 것도 있었습니다.

자기 아이가 꽤 넓은 부위에 화상을 입어 화상 전문 병원에서 입원 치료 중인데 드레싱할 때마다 통증이 너무 심해 매번 마취제를 쓴다면서, 지금까지 전신마취만 여섯 번이나 했다고, 아이 머리카락과 눈썹이 다 빠졌는데 회복될 수 있겠는지 다른 경험자의 의견을 묻는 글이었습니다.

그 글에는 많은 사람이 자기도 치료 과정 중에 그런 일이 있었지만 나중에 회복되었다며 위로하는 댓글이 있었습니다. 또 어떤 사람은 성인이 아닌 어린아이라 걱정된다는 내용도 올렸습니다.

우리 몸은 상처가 나면 스스로 그 문제를 해결하고 원래의 상태로 회복하려는 움직임이 있습니다. 약물은 그러한 자연적인 회복을 좀 더 원활히 돕기 위해 사용하는 것입니다. 자연스러운 움직임을 조금만 도와주면 사람의 몸은 더 잘 회복되기 때문에 치료와 약물이 필요한 것입니다.

그런데 현재 기준으로 보면 약물은 자연의 치유력을 도와주는 것이 아니라 자연의 치유력을 완전히 죽여놓고 약물만으로 모든 치료를 하려 하는 것입니다. 그 과정에서 자연의 치유력은 크게 손상되고 이후 모든 과정 역시 병원에, 전문가의 손에 맡겨지지 않을 수 없도록 되는 것입니다.

화독이라는 것이 제법 후유증이 크고, 그로 인해 자연적인 치유력이 제대로 발휘되지 못해서 흉이 생기고, 그 흉이 평생 복구가 안 되기 때문에 화상 치료에 관심을 가졌던 것인데 화상 전문 병원의 치료 과정은 인체의 자연적인 회복 능력에 대한 신뢰가 없어 보였습니다.

피부가 화독으로 손상을 입으면 천연 항생제에 해당되는 면역물질들이 다량으로 유입된 진물이 몰려 환부를 방어하면서 치료도 합니다. 이 때문에 화상이 심할수록 진물이 오래, 많이 나오는 것입니다.

어느 정도 방어되고 나면 피부는 자체 복구를 위한 시도를 하는데 그 첫 번째 현상이 가피 형성입니다. 가피를 형성하기 위해 진물이 말라붙으면서 물리적 보호막을 만듭니다. 그 보호막 아래 화상의 정도에 따라 여러 가지 가피가 생깁니다. 가피는 표피세포만의 빠른 세포 증식을 통한 가피도 있고, 진피층까지 손상된 경우 콜라겐이 다량 함유된 콜라겐과 지방질로 만들어진 가피도 있습니다.

가피가 형성되면 외부 감염원에 대한 1차적인 방어막이 형성된 것이므로 내부에서 활발한 복구 작업이 일어납니다. 주변 조직들로부터 아세포(세포를 만들어내는 근원 세포)들이 이동하여 손실된 세포를 재생성할 수 있도록 하고 혈액순환을 활발하게 하면서 재생을 위한 생체 물질과 에너지를 공급합니다.

우리 몸이 이처럼 훌륭한 매뉴얼을 따라 잘하고 있는 과정에서 감염이 일어나면 심대한 방해가 되기 때문에 잘 보호해야 합니다. 대부분 물리적 보호막만으로도 보호되지만 혹시라도 하는 마음에 소염 항생 효과가 있는 연고를 쓰고 거즈나 붕대로 환부를 감싸서 보호하는 것입니다.

약물은 생체의 정상적인 복구 작업을 돕는 것이어야 하지 생체의 작업을 방해하거나 물리치는 것이 되어서는 안 됩니다.

손상이 깊고 클 경우 진물이 장기적으로 배출되어 주변 조직까지 짓무르게 할 수 있기 때문에 진물 관리를 잘해주어야 하고, 그래서 지속적으로 닦아내야 하는 것인데 진물 나는 부위를 밀폐해서 주변으로 확산될 수 없게 하는 방법은 환부를 더 깊이 손상시킬 뿐입니다. 이 때문에 2도 화상인데 3도 화상의 증상이 나타나는 부작용도 생기는 것입니다.

약물이 닿을 수 없는 진피층의 회복력을 높이기 위해 햇빛 치료 대신 피부를 긁어내어 약물이 진피층에 직접 닿게 하는 방법을 씀으로써 진피층보다 바깥층에 속하는 표피는 복구될 기회조차 없어지게 됩니다.

피부는 가장 바깥부터 복구되기 때문에 때로는 여러 번의 재생 작업을 거치기도 합니다.

저는 여러 피부 질환을 치료하면서 이러한 과정을 자주 봐왔습니다. 일단 바깥부터 봉쇄하고 내부 작업을 충분히 한 다음 바깥 봉쇄 조직을 다시 허물고 정상 조직으로 재생하는 이중 삼중의 과정을 보면서 우리 몸은 가장 온전한 작업을 위해서는 귀찮은 것도 없고 아까운 것도 없구나 하는 생각에 감동한 적도 많습니다. 최소한의 보호와 보완만으로도 우리 몸은 스스로 치료하고 회복한다는 것을 끊임없이 느꼈습니다.

그래서 결론은 언제나 자연이 옳고 그 자연의 원리를 따라가는 것이 가장 훌륭한 치료법이라는 것입니다.

현행 화상 치료법의 가장 큰 문제는 표피를 사수하지 않기 때문

화상 치료를 이야기할 때 더운물 응급조치 다음으로 제가 강조하는 것이 '표피를 사수하라'입니다. 수포가 생겨도 진물만 배출시키고 표피는 보존하라고 말해왔습니다.

표피를 상실한 피부는 표피 대용품을 만들기 위해 진물을 더 많이 방출합니다. 진물은 두껍게 굳어지기 때문에 직접적인 불편을 느끼게 만들고, 진물의 성분은 영양이 풍부한 림프액이어서 주변 미생물들에게는 '잔칫상'으로 인식될 수 있기 때문에 감염 가능성이 높아집니다. 굳어진 진물은 말라붙으면서 주변 피부를 자극하기 때문에 가려움을 느끼게 되고 손이 환부에 자주 가면서 감염 가능성을 높입니다.

상처에 앉은 딱지가 떨어지려고 할 즈음이면 자꾸만 딱지를 떼고 싶은 유혹을 느낄 만큼 스멀스멀 일어나는 가려움을 경험해본 분이 많을 것입니다. 진물이 말라붙을 때도 이와 똑같은 자극이 발생하기 때문에 이미 진피층에서 박리되었다 하더라도 표피는 유지하는 것이 치료를 위해 유리한 조건이 됩니다.

표피는 박리된 후에도 충분한 의미가 있습니다. 100% 자신의 생체 조직으로 된 것이라는 점에서도 피부를 덮는 보호 조직으로서의 가치는 최상입니다. 화상으로 변질되어 기능적인 부분이 미흡하다 해도 거즈나 붕대보다 훨씬 좋은 감염 방지 재료라는 의미입니다.

그런데 이 소중한 표피를 변질된 조직이라는 이유만으로 병원에서는 마구 잘라냅니다. 그러고는 소독약과 항균제, 습윤 밴드로 그 자리를 대신합니다.

병원에서 이렇게 하는 이유는 아마도 우리 몸이 죽은 조직을 어떻게 처리하는지 알기 때문이 아닐까 생각됩니다. 죽은 조직이 있으면 면역 물질들이 공격하기 때문에 염증과 혈전 발생이 심화될 수 있다고 보는 것 같습니다.

이런 생각은 군대가 몰려오면 전쟁이 난다는 것과 비슷한 착각으로 보입니다. 갑작스러운 재해가 발생하고 구조나 복구에 필요한 인력이 부족할 때 군대에서도 민간에 지원 작업을 보냅니다. 그때 군인들은 군복을 입고 있다 해도 총을 들고 나타나지는 않죠.

우리 몸도 마찬가지로 응급 상황이 발생하고 지원 인력이 필요해지면 평소보다 더 많은 면역 물질이 동원됩니다. 하지만 자가면역 질환의 경우처럼 자기 세포를 공격하는 물질이나 표적을 가지는 것이 아니라 복구에 필요한 각종 성분들을 더 많이 함유하고 출현하기 때문에 치료에 도움이 되는 것입니다.

그러므로 화상에서 표피를 완전히 제거하는 것은 지원 인력으로서의 군인을 이해하지 못하고 군대가 나타났으니 전쟁이 벌어질 거라고 생각하여 미리 서둘러 폭탄을 터뜨리고 전쟁을 선포하는 행동과 다를 바 없습니다.

안 그래도 다친 조직에서 전쟁을 하자는 것이니 결과가 순조롭기는 어려워지는 것입니다. 진물을 넘어서서 피까지 나도 더 강력한 폭탄으로 대응하려고만 하고 구조 인력을 받아들이지 못하는 상황이 계속되면 우리 몸은 스스로 회복하고자 하는 의지를 포기합니다.

그러면 일정 부분 소외 작업이 진행됩니다. 소외 작업이란 환부가 확산되지 못하도록, 세포의 이상증식을 통해 일종의 벽을 치는 것입니다. 딱딱한 조직으로 선을 긋고 손상이 그 선을 넘어오지 못하도록 환부로 통하는 혈관과 신경을 차단합니다. 조직 스스로 원래의 형태와 기능을 포기하고 벽을 만들어 환부의 확산을 차단하는 것이죠. 이 때문에 흉터가 더 커지거나 고착되는 경향이 있습니다.

병원 치료는 다음 단계에서 또 한 번의 커다란 오류를 만드는 것으로 보입니다. 조직 회복을 위해 반드시 필요한 것이 정상적인 DNA를 가진 아세포들입니다.

이러한 아세포들은 정상 조직에 있습니다. 손상된 조직에는 변형된 유전자를 가진 아세포가 존재하거나 심지어 아세포가 상실된 경우도 많습니다. 그러다 보니 정상 조직을 노출해 그 조직으로부터 정상적인 세포의 증식을 이끌어내려 합니다.

궤양 조직이나 괴사 조직을 깎아내고 긁어낸 다음 정상 조직에 약물을 사용하고 세포 증식 성분을 주입하는 것이 그런 치료법입니다. 문제는 그전에 충분히 잘할 수 있는 기회가 많음에도 불구하고 모든 기회를 스스로 포기한 뒤에, 기어이 거기까지 간 다음에야 제대로 재생을 시도해보겠다는 계획이 너무 소모적이고 손실이 크다는 것입니다.

제가 한의원에서 치료할 때도 습진이나 욕창 같은 경우에는 침 자극을 해도 생생한 주변 조직에 합니다. 한의학에서는 이런 모든 능력을 생기(生氣, 살아 있는 기운)라고 부릅니다. 죽은 조직에는 생기가 없기 때문에 침을 놔도 소용없다는 의미죠.

이와 동일한 의미로 이해됩니다만, 제가 치료하는 과정에는 긁어내고 깎아내는 일이 없기 때문에 상처 부위를 크게 손상시키지 않고 생기만 자극하여 재생을 유도하지만 병원에서의 화상 치료는 인위적인 손상을 먼저 키운다는 점에서 볼 때 차이가 큽니다.

표피를 보호하고 가피를 존중했더라면 궤양 조직이나 괴사 조직이 덜 발생했을 것입니다. 즉 죽은 조직의 고착화로 인한 검은 흉터는 생기지 않을 수 있었다는 말입니다. 이제 이 깊은 곳에서 재생을 시작한다 하더라도 원래처럼 확실하고 깨끗하게 재생되기는 어렵습니다.

왜냐하면 이런 상황에 이르는 동안 추가로 만든 손상이 원래의 손상보다 더 크기 때문입니다. 또 여기서부터의 작업도 기대한 만큼 순조롭지 않을 것이라 예측할 수 있습니다. 신경과 혈관에 대한 차단 작업이 시작된 이후에는 눈으로 볼 때 정상 조직이라 하더라도 정상 조직답게 활동하기 위한 조건들이 이미 확연히 줄어들었기 때문입니다.

또한 지금까지 써온 과도한 약물로 인해 정상 조직조차 약물에 적지 않은 영향을 받게 됩니다.

그런 상태에서 세포 증식 기능을 가진 약물을 쓴다는 것은 그저 색깔이야 어떻든 물리적으로 손상된 부위만 메워보는 일 외엔 기대할 게 없습니다. 여기서 의도한 살 메우기 작업조차 순조롭게 진행되지 않으면 그다음은 피부 이식입니다.

이렇게 점점 더 악화된 상태로 이어지는 것이 지금까지의 화상 치료법입니다. 정상 조직의 자연스럽고 정상적인 회복을 목표로 치료 과정을 진행했다면 그 방법 또한 자연스럽고 정상적인 범위에서 이루어지는 것이 가장 합리적인 화상 치료법입니다

앞에서 얘기한 이런저런 의료적 처치 후에 피부는 겨우 진정되고 병원에서는 치료가 끝났다는 진단을 내립니다.

그러나 흉터에 대한 문제가 남아 있기 때문에 병원 치료는 끝난 것이 아닙니다. 병원 치료가 끝났다고 생각하는 사람은 그동안의 치료에 지친 사람들일 뿐입니다. 그동안의 치료로 너무 많은 스트레스와 피로, 약물 부작용을 겪은 사람들일 뿐입니다.

이제 병원에서는 피부 재활 치료라는 것을 권합니다. 피부 재활 치료는 보습이 최우선이고, 거기에 구축(拘縮, 힘줄이 수축되어 굴곡 각도가 떨어지거나 운동력이 저하되는 것을 말함) 방지를 위한 마사지와 물리 치료가 병행되는 과정입니다.

이미 모든 기능을 상실한 피부가 유수분 조절을 제대로 할 리 없고, 정상적인 기능을 발휘할 리 없습니다. 그러니 이제는 보습과 혈액순환 촉진을 통해 회복을 도모해보자 하는 것입니다.

지금까지 혈액순환을 죽어라 차단하고 방어하더니 이제 상황이 종료되었다며 빨리 회복하지 않으면 영구적인 흉터가 될 것이랍니다. 시간을 끌수록 회복할 기회도 줄어든다고 말하면서요.

피부 재활 치료는 지금까지의 치료 과정이 모두 잘못되었음을 시인하는 것과 같습니다. 왜냐하면 지금까지와는 정반대의 치료법을 주장하기 때문입니다.

상황이 바뀌었으니 치료의 방향이 바뀌는 것이 당연하지 않은가 생각할 수 있겠지만, 화상을 입은 직후 아주 짧은 시간을 제외

하면 상황은 처음부터 지금까지 달라진 게 없습니다.

화상은 일시적인 상황이었고 그 이후는 지속적으로 회복을 위한 과정에 놓여 있었는데 병원 의사들만 새로운 상황으로 보고 있었던 것입니다. 즉 일반적인 화상 치료법에서는 그 상황을 인정하지 않았을 뿐입니다. 화상은 일시적인 사건으로 지나갔지만 피부 조직의 손실로 방어벽이 무너져 온몸이 무방비 상태였다고 말하는 것입니다.

그렇다면 사람의 몸은 아주 조금만 피부가 상해도 무방비 상태에 빠지는 것일까요? 아니면 피부 중에서 표피만 상해도 우리 몸은 완전히 무장해제가 되어 온갖 미생물들의 먹잇감이 되는 것일까요?

우리 몸이 생명력을 유지하기 위한 장치를 그렇게 소홀히 할 것이라고 생각하나요? 우리 몸의 생명 유지 시스템은 정말 약물의 도움이 없으면 금방이라도 허물어질 만큼 허술하고 약해서 현대 의학의 발달 이전에 인류가 생존할 수 있었던 것은 오로지 운이 좋아서였을까요?

《동의보감(東醫寶鑑)》에는 화상 치료에 대해 이렇게 나와 있습니다.

제창편(諸瘡編) 탕화창(湯火瘡)

끓는 물이나 불에 덴 초기에는 아파도 불 가까이 대고 한참 동안 참고 있으면 아픔이 멎는다. 찬 것은 가까이하지 말아야 한다. 찬 것을 붙이면 열독이 겉으로 나오지 못해서 힘줄과 뼈가 상한다.(1)

(……)

불로 인한 화상은 좋은 술로 씻어내고 소금을 붙이면 된다.(2)

화상으로 피부가 벗겨졌을 때는 술에 소가죽을 넣고 달여 갓풀을 만들어서 붙인다.(3)

끓는 물에 화상을 입었을 때는 재가루를 쓰되 잿물을 두 번 흘려내고 붙인다.(4)

뜨거운 술에 덴 데는 찹쌀가루를 초흑하여(볶아서 검게 태워) 가루 낸 다음 술에 개어 붙인다.(5)

끓는 물이나 불로 인한 화상은 대황과 당귀를 가루 내어 기름에 개어 붙인다.(6)

(1) 응급조치를 더운 것으로 해야 한다는 의미로, 차가운 것은 공기든 물이든 열독을 안으로 밀어 넣어 피부 손상을 더 깊이 만든다고 말하는 것입니다.

(2) 불에 덴 상처라고는 하지만 가벼운 화상이 아니라 피부 각질층이 완전히 변질되거나 세혈관이 손상된 경우를 뜻합니다. 요즘처럼 항생제, 소염제가 많은 때가 아니어서 감염을 방지하기 위한 방법으로 제시된 것으로 생각됩니다.

(3) 술에 소가죽을 달이면 콜라겐이 배출되어 나오기 때문에 풀처럼 됩니다. 일반적으로는 술에 달이지 않고 물에 달여도 되지만 굳이 술에 달이라고 한 이유는 술의 온기로 혈액순환을 촉진하는 역할을 할 수 있기 때문으로 보입니다. 콜라겐막을 덮어씌우는 것에 해당되는 치료이므로 환부 보호 및 감염 방지 그리고 빠른 회

복에 도움이 됩니다.

(4) 끓는 물에 데었을 때는 재를 쓰라고 되어 있습니다. 이 경우 재는 지혈 및 환부 보호 작용을 합니다. 재는 완전히 타버린 가루이므로 조선시대에는 가장 깨끗한 가루에 해당되는 재료일 것으로 생각됩니다. 손쉽게 구할 수 있는 재는 아궁이의 재로, 나무를 태운 것일 듯합니다. 잿물은 알칼리성이 강하기 때문에 두 번 씻어내라고 한 것으로 보입니다. 수포가 심하고 출혈이 유발될 경우 이렇게 하라고 한 것 같습니다.

(5) 뜨거운 술에 덴 경우라면 입술 주변 화상으로 판단됩니다. 입술은 원래 각질층이 가장 얇은 부위여서 찹쌀을 태워 지혈을 유도하고 술을 이용하여 혈액순환을 촉진함으로써 빠른 치료를 유도한 것으로 생각됩니다.

(6) 대황과 당귀 가루는 어혈을 해소하고 활혈을 촉진합니다. 멍이 심하게 든 환부에 대황과 치자 가루를 섞어 붙이는 것과 같은 의미로 화상 역시 회복을 위해서는 파어활혈(破瘀活血, 혈전을 풀고 혈액순환을 돕는 것)이 필요하기 때문에 이런 약을 쓰라고 한 것으로 보입니다.

전체적으로 보면 화상에는 초기에 더운 것으로 응급조치를 하고 이후 치료 과정에서는 파어활혈과 감염 방지, 피부 보호라는 기준이 중요하다는 것으로 이해했습니다. 파어활혈이란 어혈, 즉 염증으로 인해 발생한 혈전을 제거하고 피를 잘 돌게 한다는 의미입니다.

《동의보감》에 많은 설명이 되어 있지만 정확히 계량화되어 있지 않아서 구체적인 부분이 부족하고, 조선시대에 쓰인 책이라 당시에 활용하기 좋은 재료들을 가지고 당시의 여건에 맞추어 치료법을 논한 것으로 생각됩니다.

옛날 사람들의 나쁜 조건은 영양 상태가 좋지 않다는 것과 위생 관념이나 시설이 부족한 것이고, 좋은 점은 자연치유력이 강하고 기본적인 운동성이 활발하며 혈액이 부족할지언정 맑았을 것이라는 사실입니다.

조선시대는 사인의 70%가 아사(餓死)였습니다. 그러니 영양 상태가 좋을 리 없었겠죠. 그리고 대부분의 사람들이 1차 산업에 종사했기 때문에 몸을 많이 움직였습니다. 먹을 것이 부족한 시대에 공중위생이나 개인위생이 좋을 수 없고 현대처럼 더운물, 찬물을 마음대로 쓸 수도 없었을 것입니다.

화상은 언제나 응급 상황인데 당시에 곧바로 준비될 수 없는 재료를 활용하기란 어려운 일이었을 것입니다. 그러니 더운물을 쓰라고 하기보다는 뜨거운 아궁이 근처에 몸을 갖다 대라는 것이 더 현실적이었을 것입니다. 조선시대에는 불씨 보존 차원에서 여름에도 아궁이 불은 늘 유지했기 때문에 불 가까이 대라고 할 수는 있었을 것 같습니다.

햇빛은 평소 활동을 통해 늘 자주 쬐기 때문에 따로 언급할 필요가 없었을 것 같습니다.

> 皮毛(피모)는 肺之合也(폐지합야)
>
> 皮膚亦曰腠理(피부역왈주리)
>
> 津液滲泄之所曰腠(진액삼설지소왈주)
>
> 文理縫會之中曰理(문리봉회지중왈리)
>
> 髮者(발자)는 血之餘(혈지여)

또한 《동의보감》에는 피부를 체모와 주리(腠理)라 하였으며, 주리는 표피와 진피로 나누어 보고 있습니다.

체모는 폐의 한 기관이라고 하였으며, 주리의 주(腠)는 진피층을 의미하고 이(理)는 표피를 의미합니다.

피부는 폐에 속한 기관으로 체모가 온전하고 정상적인 반응을 보일 때 피부호흡이 온전함을 뜻하고, 땀이 적절히 조절되면서 혈액순환이 잘되어야 온전하고 건강한 진피층이라 할 수 있으며, 피부 무늬가 일정하고 반듯한 모양을 갖추었을 때 피부 탄력과 각질 형성이 정상적인 상태를 유지한다고 본 것입니다.

한의학 서적에는 피부를 피모라고 부르기도 하는데 이때는 주리를 피라 하고 체모를 모라 한 것이며 양의학에서 말하는 피하지방층은 기부(肌膚)라고 따로 칭하는 이름이 있습니다. 기부는 살과 근육이 많은 부위라는 의미입니다.

발자(髮者)는 체모와 모발을 말하는 것이고, 혈지여(血之餘)는 혈관의 연속 조직이라는 뜻입니다.

체모와 모발이 풍성하고 건강한 것은 보이지 않는 신체 내부의 혈관이 건강하고 혈액이 풍성함을 보여주는 것이라는 말이죠.

피부 질환의 완치 또는 치료 목표는 조직의 정상화와 기능의 회복까지를 의미하며, 체모를 통해 피하 조직의 상태까지 확인할 수 있다는 의미가 됩니다.

한의학 원전인 《내경(內經)》에서 화상에 응용할 수 있는 원리 부분만 찾아서 알아보도록 하겠습니다.

화상은 화기(火氣)의 과다로 인해 열독(熱毒)이 발생하여 만들어지는 손상이므로 열(熱)의 특징과 병리적 움직임을 따라가보면 자연스럽게 화상 치료에 관한 해법이 나옵니다.

《내경》의 음양응상대론(陰陽應象大論)을 보면 이런 글귀가 나옵니다.

寒傷形 熱傷氣 氣傷痛 形傷腫 故 先痛以後腫者 氣傷形也
先腫以後痛者 形傷氣也.

해석하면 "병의 원인이 찬 기운일 때는 형체를 변하게 하고, 더운 기운일 때는 생기(生氣)를 상하게 한다. 생기가 상한 것은 통증으로 알 수 있고, 형체가 변한 것은 부종으로 나타난다. 통증이 있은 연후에 부종이 나타나면 생기가 상한 것이고 부종이 있은 뒤에 통증이 나타나면 형체가 변한 것이다"라는 뜻입니다.

병의 원인이 되는 찬 기운을 한사(寒邪)라 하고, 병의 원인이 되는 더운 기운을 열사(熱邪)라고 합니다.

이 글에서 쓰이는 한과 열은 한사와 열사를 말합니다.

좀 더 세밀히 풀어보면 다음과 같습니다.

한상형(寒傷形) - 차가운 것은 피부를 닫히게 하고 소름을 돋게 합니다. 차가우면 몸을 웅크리게 되죠. 이런 것이 형체의 변화를 유도한다는 말입니다.

열상기(熱傷氣) - 열기가 심하면 축 늘어지고 사지가 멀쩡해도 기운이 빠지고 지쳐서 활동을 못하게 되니 이를 기운이 상한 것이라고 합니다. 더운 지방에서는 열기가 상시적이라 생기가 축 처져서 대낮에 잠을 자는 시에스타라는 풍습도 있죠.

기상통(氣傷痛) - 생기가 상하면 통증이 생긴다는 뜻으로, 생기라는 것은 활발하게 움직여야 하는데, 그것이 막히면 기운과 조직의 충돌이 일어나 통증이 생깁니다.

형상종(形傷腫) - 형체가 상하면 음액(陰液)이 갇혀서 부종이 발생합니다. 다치면 멍이 들면서 붓는 것과 같다고 생각하면 됩니다.

선통이후종자 기상형야(先痛以後腫者 氣傷形也) - 통증이 있은 연후에 부기가 심해지는 사람은 생기가 상해서 회복력이 떨어지기 때문에 형체도 더 많이 변한다는 뜻입니다.

선종이후통자 형상기야(先腫以後痛者 形傷氣也) - 부종이 먼저 나타난 다음에 통증이 심해지는 사람은 형체가 손상을 입어 생기가 활동할 길이 막혀 회복력도 더욱 저하된다는 뜻입니다.

부종이 먼저인지 통증이 먼저인지를 본 다음 회복력을 가늠하고 조직 변화의 정도를 판단하여 치료 순서를 결정하라는 것입니다.

지금 한창 화상이 진행 중이라면 열상기(熱傷氣)에 해당되겠지만 치료를 시작할 때는 열로 인한 손상은 이미 지나간 때입니다. 열(熱)이 지나가면 그다음은 한(寒)의 차례입니다. 겨울이 지나면 봄이 오고 여름이 지나면 가을이 오듯이 한열(寒熱)은 서로 자리를 바꾸며 순환하기 때문입니다.

화상은 열로 인한 손상이어서 열이 원인이라고 생각하는 사람이 많겠지만 모든 병에는 병리라는 것이 있고, 의사는 그 병리를 읽어 치유로 되돌리는 환경을 만들어주는 일을 하는 것이 본연의 역할입니다.

따라서 화상은 열(熱)이 지나간 자리에 온 한(寒)의 병리를 봐야 합니다.

한상형(寒傷形)→형상종(形傷腫)→선종이후통자 형상기야(先腫

以後痛者 形傷氣也) 순으로 병리적 진행이 이루어지는 것이라고 봐야 하며 그 병리적 진행을 차단하고 되돌리는 것이 올바른 치료법입니다.

초기 화상 때 빨리 더운 치료를 해서 형상종(形傷腫) 단계에서 진행을 멈추면 형상기(形傷氣)로 이어지지 않습니다.

하지만 부종을 빨리 해결하지 못하면, 온치(溫治), 즉 더운 치료를 하지 않고 한사(寒邪)에 차가운 치료로 한기(寒氣)를 더하면 화상은 악화될 수밖에 없습니다.

형상종(形傷腫)에서 회복하지 못하면 형상기(形傷氣)로 악순환을 시작하게 되고 시간이 지날수록 생기가 위축되어 회복이 점점 더 어려워진다는 말입니다.

생기가 위축되면 위기(衛氣, 양의학적으로는 면역력을 뜻함) 역시 약화되어 면역력이 떨어지고 외부 감염이 용이해져서 환부는 커지고 치료는 더욱 어려운 국면을 맞게 됩니다.

한의학의 모든 치료법은 법어음양(法於陰陽), 화어술수(和於術數)라는 두 단어로 요약할 수 있습니다.

《내경》의 첫 편인 상고천진론(上古天眞論)에 나오는 글귀입니다. 음양의 이치를 따르되 강약을 조절한다는 뜻입니다.

화상 치료에서도 법어음양(法於陰陽)하면 음(陰)에 해당되는 한사(寒邪)를 치료해야 하니 양(陽)의 방법인 열(熱)을 이용할 수밖에 없고, 열을 이용하되 강약을 조절해야 하는 것이니 화상의 정도와 시간의 경과에 따라 치료법과 치료 강도 역시 달라질 수밖에 없습니다. 치료의 강도는 손상의 정도에 따라 달라집니다.

화상이 한사(寒邪)라 했으니 그 한사가 어느 정도인지를 파악해야 치료의 강도가 정해질 수 있습니다.

한(寒)이라 하면 한 가지뿐이겠습니까? 약간 차가운 것부터 매우 차가운 것까지 모두 한(寒)이라고 합니다. 그리고 어느 정도의 한(寒)인지를 판단하는 것이 진단입니다.

일반적인 시각으로는 한의학을 이해하는 데 어려움이 많을 것으로 생각되어 조금만 더 풀어서 써보겠습니다.

화상 직후 또는 가벼운 화상을 입었을 때는 약간 수렴되는, 기운이 약한 한사(寒邪)입니다. 화상 후 시간이 경과했거나 심한 화상을 입었을 때는 많이 수렴되는, 기운이 강한 한사(寒邪)입니다. 그러니 한사(寒邪)의 강도를 판단해서 더운 치료의 강도와 시간을 정하는 것이 치료법을 결정하는 기준입니다.

치료란 본래의 상태로 돌아가는 것을 의미하므로 화상 치료의 목표도 주리(腠理)의 정상화입니다. 피부 모양이 온전해지고, 땀이 나야 할 때 날 수 있게 하고, 체모가 정상적으로 자랄 수 있도록 하는 것입니다. 흉터가 외형상의 손상으로만 그친다면 땀이 나는 피부가 될 것이고, 기능적 손상까지 이어진다면 체모가 없고 땀이 날 수 없는 피부 상태가 될 것입니다.

또 중국의 의서인 《성제총록(聖濟總錄)》에도 화상에 관한 치료법이 나와 있습니다. 《성제총록》은 중국 송나라 때 편찬된 의서로 우리나라의 《동의보감》과 같은 의서입니다.

134권 湯火瘡(탕화창)편

論曰水火之氣, 當因其勢而利導之, 湯火誤傷, 毒熱方熾, 通導而洩其氣可也, 苟救目前痛楚, 遽以冷物淋拓, 則熱毒畏寒而內搏, 致有爛骨傷筋之患, 非熱氣本然也, 湯火之傷, 本非氣血所生病, 故治不及於湯液, 特在乎塗敷膏浴, 專治其外而已。治湯火瘡, 除熱滅瘢。

해석하면 "뜨거운 물이나 불로 인한 화상은 열독이 조직으로 퍼져서 생기는 것이지만 순리대로 길을 열어 열독이 빠져나가게 해야 한다. 당장의 통증을 해결하려고 찬 것을 갖다 대면 열독이 안으로 깊이 파고들어 힘줄과 근육을 상하게 하니 열을 병의 근본으로 보아서 치료하면 안 된다. 또한 몸속에서 기혈의 불균형으로 발생한 것이 아니니 먹는 내복약으로 치료하기보다는 외용제나 목욕법으로 외부에서 치료함이 마땅하다. 화상의 치료는 열독의 배출과 흉터를 남기지 않는 것에 중점을 둬야 한다"라는 뜻입니다.

이 글은 화상에 대한 근본적인 관점에 대한 부분이고 그 아래로 다양한 외용제와 용법, 용량이 나열되어 있습니다. 통증을 줄이는 것, 부종을 빨리 해소하는 것, 피가 날 때 멈추게 하는 것 등 상세한 내용이 있지만 결론은 위생적인 관리와 외피의 보존 그리고 빠른 상피 재생을 핵심적인 치료법으로 설명하고 있으며, 차가운 치료는 금해야 한다고 되어 있습니다.

그리고 《태평성혜방(太平成惠方)》에도 화상 치료법이 실려 있습니다. 《태평성혜방》은 북송 때 한림의관원이었던 왕회은이 주도하여 편찬된 의서로 우리나라의 《향약집성방》과 같은 의서입니다.

91권 湯潑火燒(탕발화소)편

凡小兒被湯潑火燒者. 初時 勿以冷物. 及井下泥. 及尿泥. 蜜
塗拓之. 其熱氣得冷. 治小兒卒被湯潑火燒. 苦劇.

해석하면 "소아가 뜨거운 물이나 불에 화상을 입었을 때, 처음 응급조치를 위해서는 차가운 것을 멀리하고 우물 아래 진흙과 소변과 꿀을 함께 개어 환부에 발라두면 그 바른 것이 차가워지면서 열기가 서서히 식으며 빠져나가 잘 낫게 된다"라는 뜻입니다.

여기서도 초기에 찬 것을 피하라는 내용이 제일 먼저 나옵니다.

우물 아래 진흙이란 깨끗한 진흙을 말하며, 소변은 혈전과 염증을 치료하는 용도로, 꿀은 진정과 재생을 위한 재료로 쓰인 것입니다.

《태평성혜방》은 주변에서 구할 수 있는 재료들 위주로 활용법을 안내한 것이어서 이런 처방이 나온 것입니다.

하지만 이러한 처방을 가벼이 볼 수 없는 것은 진흙과 꿀이 섞이면 끈적한 점성을 띠게 되므로 피부 친화력에서 볼 때 금방 말라버리거나 흘러내리는 물보다 더 오래 유지되어 열이 서서히 빠져나가게 하는 완화제가 됩니다. 위생 면에서나 관리 면에서 충분한 시간과 정성을 들이기 어려운 시절에 한 번의 치료로 끝까지 잘 낫도록 하는 좋은 치료 방법이었다고 생각됩니다.

이런 원리를 기준 삼아 현재 보편적으로 시행되는 양의학적 치료법을 살펴봅시다. 화상 치료에서는 형체 유지를 위한 노력이 우선적으로 이루어져야 하는데 형체 유지를 위한 노력(가피 형성)을 지속적으로 방해하고 심지어 적극적으로 제거하는 것은 부적절한 치료법입니다. 또한 부종을 제대로 해소하지 못하고 보습제와 습윤포를 사용하는 것은 부종을 더욱 조장하는 방법이며, 부종의 유지는 통증으로 이어지고 통증은 생기를 더욱 약화시키는 결과를 낳습니다. 다량으로 쓰이는 항균제는 균과 함께 생기도 죽이기 때문에 면역력 저하로 이어져 염증의 발생과 알레르기 유발을 피하기 어렵습니다.

이처럼 치료가 근본 원리를 벗어나 잘못 진행되면 오히려 새로운 병을 만드는데 이를 한의학에서는 괴병(怪病)이라고 부릅니다.

괴병은 원리에 따른 정연한 병리적 진행이 없기 때문에 치료의 순
서나 핵심을 파악하기 어렵습니다. 화상으로 인한 흉터가 하얀색
이 아니라 검붉거나 어두운 색이라는 것은 괴병의 결과임을 보여
주는 것입니다.

비교동물학으로 보는
화상 치료법

동물은 크게 하늘을 날아다니는 조류와 땅에서 사는 육지 동물 그리고 물속에서 사는 수생 동물로 분류할 수 있습니다. 물론 여러 가지 분류법이 있고 양서류니 파충류니 하면서 더 복잡한 분류를 할 수도 있겠지만 피부 기능을 기준으로 볼 때 이 정도만으로도 인체와 사람의 피부를 이해하기에는 충분하리라 생각됩니다.

화상을 이야기하다 왜 갑자기 동물학으로 샜는가 하면 양의학의 화상 치료에서는 햇빛을 피하고 보습을 유지하는 것을 대단히 중시하는데 이것이 과연 원리적으로 적절한지를 확인하기 위해서입니다.

촉촉함을 유지해야 하는 것은 물고기의 피부입니다. 물고기의 피부는 방습 기능을 해야 하므로 기름진 성분이 두껍게 전신의 피부에 깔려 있습니다.

새는 하늘을 날아다니기 때문에 늘 바람을 맞아서 최소한의 보습 유지가 어렵습니다. 그래서 두꺼운 지방은 물론이고 바람을 직접 받지 않도록 보호하는 깃털이라는 피부 조직이 따로 있습니다.

사람은 육지에서 살아갑니다. 육지 동물은 공기 중에서 가장 적은 움직임으로 살아갑니다. 육지 동물에게 필요한 것은 공기 중의 오염원이나 먼지가 잘 묻지 않아야 하고, 묻었다 하더라도 잘 털어낼 수 있어야 합니다.

동물의 피부는 자신이 살아가는 환경과 큰 차이가 없어야 합니다. 환경과 충돌하고 싸우면서는 살 수가 없기 때문입니다.

그런데 사람들은 미용을 이야기하면서 보습을 중시합니다. 화상 치료에서도 보습에 대한 긴장감을 놓지 않고 온갖 보습 크림을 두껍게 사용합니다.

계면활성제로 인한 경피독의 누적이나 화장품의 성분을 논하지 않더라도 동물학적인 관점에서 봤을 때 보습을 강화하는 것은 육지 동물의 피부 건강을 위해서는 순리가 아닙니다.

햇빛을 가리는 자외선 차단 역시 마찬가지입니다. 자외선에 가장 많이 노출되는 새는 깃털을 가지고 있습니다. 자외선에 가장 적게 노출되는 물고기는 자외선 차단 구조가 아예 없습니다.

그럼 그 가운데 살아가는 사람은 어떨까요? 적당한 자외선을 받아야 비타민 D 합성을 할 수 있다는 것은 적당한 자외선은 받아야 한다는 의미겠죠.

의복은 새의 깃털처럼 자외선을 차단하는 가장 좋은 것이며 자외선 차단제는 염증 촉진 성분과 계면활성제로 인해 피부 손상 회복에 강력한 방해물이 됩니다. 차단지수가 높은 제품일수록 피부 신경을 둔화시키고 흡수한 빛에너지를 피부 깊숙한 곳이 아닌 표피에서 열에너지로 전환하여 열로 인한 가려움과 염증을 촉진하게 됩니다.

봄에 꽃가루와 미세 먼지가 많을 때 보습을 한 피부와 건조한 피부를 가진 사람 중 누가 더 미세 먼지의 흡착이 많을까요? 여름에 날씨가 더우면 땀이 나는데 이때 피부에 자외선 차단 크림을 바른 사람과 자외선 크림을 바르지 않은 맨얼굴의 사람 중 어느 쪽이 더 땀띠가 잘 날까요?

가을, 겨울 날씨가 차가워질 때 로션과 크림으로 피부에 수분을 바른 사람과 건조한 사람 중 어느 쪽이 더 체감온도가 낮을까요? 체감온도가 낮으면 감기에 걸리기 쉽겠죠?

정상적인 피부도 이런데 화상을 입은 피부는 피해가 더 크지 않을까요? 자외선 차단제가 피부 신경을 억제하는 것이라면 신경이 손상된 화상에는 결코 쓰면 안 되는 물건이 아닐까요? 먹는 비타민 D보다는 햇빛의 자외선이, 세포 증식제보다는 햇빛의 원적외선이 화상 치료에 더 좋은 약 아닐까요?

화상 치료에
항균제를 대신하는 것은?

전쟁 중에서 가장 어리석은 승리의 전략을 초토화 작전이라고 합니다. 초토화되면 이겨도 남는 것이 없기 때문입니다. 이길 이유가 없어지는 것이죠.

피부는 촉촉해야 한다면서 보습에 신경 쓰는 사람들은 비누를 기피합니다. 물로만 씻거나, 폼클렌징으로 부드러운 세안만 한다는 사람들, 이런 사람들이 비누보다 몇 배나 독한 소독약을 치료라는 구실로 안심하고 쓴다는 것은 이해하기 힘든 일입니다.

그리고 소독약보다 피부 침투력이 강한 항균제를 두껍게 바르고 습윤포로 감싸서 하루 종일 유지한다는 것은 더욱더 이해하기 힘듭니다. 대부분의 항균제가 감싸서 밀폐할 경우 괴사와 같은 심각한 피부 손상의 부작용을 경고하고 있기 때문입니다.

그러므로 항균제를 사용하여 화상을 치료하려고 하는 것은 균과 함께 피부도 죽이는 초토화 작전을 결행하는 것과 같습니다.

화상을 치료할 때 항균제를 바르고 공기와의 접촉을 차단하는 것은 공기 중에 떠도는 병원성 미생물의 침투를 막으려는 의도입니다. 화상에 감염으로 인한 염증 문제까지 겹치면 회복을 위한 조건은 더욱 악화된다고 보기 때문입니다.

그렇다면 항균제 외에는 외부 병원균을 방어할 방법이 없는 것일까요?

항균제가 할 일을 피부 조직의 손상 없이 더 잘 할 수 있는 것은 오랫동안 우리 피부에 살아왔던 상재균과 햇빛입니다. 피부 상재균은 평소에도 늘 외부에 존재하는 병원성 미생물들과 싸워왔기 때문에 이들이 피부에 살아 있다면 가장 훌륭한 항균제 역할을 대신할 수 있을 것입니다.

화상으로 피부가 손상되었다 하더라도, 그 자리에 있던 상재균조차 사라졌다 해도 피부 전체가 손실되지 않은 이상 상재균은 전신의 피부에 남아 있기 때문에 곧바로 이동과 증식이 가능합니다.

하지만 독한 소독약과 항균제는 피부 상재균의 접근조차 차단하는 강력한 차단벽 역할을 합니다. 집에 도둑이 들었다고 경찰에 신고하자 경찰이 와서는 집 안의 물건을 다 가져가면서 "이제 도둑 들 일이 없으니 안심이시죠?" 하는 것과 다를 바 없습니다. 이게 경찰입니까, 더 큰 도둑입니까?

화상 치료는 피부를 복구하기 위해 하는 것이지 균을 죽이는 것이 목적이 아닙니다. 그런데 현재 이루어지는 일반적인 화상 치료는 오로지 외부로부터의 감염 방지에만 초점을 맞추고 있습니다.

피부가 복구되고 살이 차오르는 것은 시간에 맡겨두자는 얘기로밖에 들리지 않습니다. 화상을 입는 순간, 피부가 마치 병원균의 온상이 되는 것처럼 판단하고 있지 않나 하는 생각이 듭니다.

표피가 벗겨져 나가지 않고 유지된다면 피부 상재균이 이동하여 항균제가 할 일을 수행할 수 있습니다. 그리고 표피가 벗겨졌다면 표피를 대신하는 가피가 빨리 형성되도록 해야 피부 상재균이 활동할 수 있습니다.

40도는 각종 병원균을 사멸시키면서도 피부 상재균은 죽이지 않는 온도입니다. 또한 지단백질로 형성된 표피를 변질시키지 않는 안전한 온도입니다. 그리고 햇빛의 자외선은 각종 병원균들을 멸균시키는 효과를 발휘합니다.

화상으로 피부가 손상되었다면 피부가 복구될 때까지 이 두 가지 조건을 최대한 활용하면서 적절히 외부 오염원을 차단하는 정도면 충분하지 않을까요?

독한 소독약보다는 피부 상재균을 죽이지 않고 경피독을 유발하지 않는 순한 천연 비누 정도만 사용하는 것이 올바른 치료가 아닐까요?

그래서 살림닥터는 2.2순비누를 추천합니다

안아키에서 아토피나 화상에 살림화장품의 순비누를 쓰라고 권한 것은 물건을 팔기 위해서가 아닙니다. 의사가 환자에게 치료에 필요한 가장 적절한 것을 권하는 행동 역시 처방의 하나입니다.

순비누는 제가 직접 개발한 제품이기 때문에 성분과 효능을 가장 잘 알고 있습니다. 피부에 미치는 독성을 최소화하기 위해 이론상으로는 비누가 될 수 없는 비율의 수산화나트륨을 썼고, 그 수산화나트륨조차도 2개월 이상의 특수한 해독 과정을 거쳐 독성을 최소화했으며, 며칠간의 연화 과정을 거쳐 연비누 베이스로 만든 다음 물비누로 완성한 것입니다.

일반 비누는 계면활성제 함량이 최소 13% 내외입니다. 하지만 살림화장품의 순비누는 계면활성제가 2.2% 함유되어 있기 때문에 경피독 누적을 염려할 필요가 없습니다. 그래서 살림화장품의 순비누 이름이 2.2순비누입니다. 처음 개발할 때도 아토피 환자를 위한 것이기 때문에 피부 상재균의 활동을 억제하지 않으면서 세정 효과가 유지됩니다.

2.2순비누는 pH가 9 내외입니다. pH조절제 같은 첨가제는 쓰지 않는 게 좋고, 알칼리성을 강하게 띠면 약산성인 피부 환경에 부적절하지 않을까 하는 의구심을 가질 수도 있지만 그것은 일반 기초 화장품처럼 장시간 피부에 접촉한 경우에 해당됩니다.

2.2순비누의 장점 중 하나는 빠른 생분해성입니다. 세정제가 보여주는 생분해성은 그 자체가 피부 잔존율과 반비례합니다. 이 때문에 세정제이면서 소독제 역할을 할 수 있고 동시에 피부 환경에 부정적인 영향을 주지 않는 것입니다.

이를 확인하기 위해 재미있는 실험을 한 적이 있습니다. 일반 세정제를 사용한 사람의 피부와 순비누로 세정한 사람의 피부 구조를 시간별로 현미경으로 관찰했더니 처음 10분까지는 별 차이를 보이지 않다가 30분 이후부터는 확연히 순비누를 사용한 쪽이 더 안정된 구조를 유지했습니다. 이 실험 이후 다시 로션을 바른 피부와 비교 실험을 했는데 로션을 바른 피부는 시간이 지날수록 피부 구조가 심각하게 깨지고 각화까지 진행되는 현상을 보였습니다.

알고 계시는지 모르겠지만 로션에도 계면활성제가 기본적으로 3~4% 함유되어 있습니다. 비누는 그나마 씻어내는 것이어서 피부 잔존율이 떨어지지만 로션은 바르고 씻지 않기 때문에 그대로 피부에 누적되어 경피독이 되는 것입니다.

이런 제품을 아토피나 화상 환자들에게 권하는 것이 의사로서 최선의 처방을 한 것이 아니라 사익을 추구한 것이라고 할 수 있을까요? 판단은 여러분의 몫으로 남깁니다.

그러나 저는 여전히 "피부를 죽이지 않으면서도 소독을 해야 한다면 살림화장품의 순비누를 쓰세요!"라고 양심껏 처방하겠습니다. 하지만 언제든 이보다 더 순하고 좋은 천연 비누가 나온다면, 이미 있다고 말씀하신다면 저는 그 제품을 추천하겠습니다.

화상 치료의 결론＝안아키식 화상 치료법

한의학으로 봐도, 양의학적 관점으로 봐도, 동물학으로 봐도, 환경 적응 측면에서 봐도 역시 화상 치료법은 자연에서 답을 찾는 안아키식 화상 치료법이 가장 좋습니다. 화상 치료의 공식은 이제 안아키식 화상 치료법으로 바꾸어야 합니다.

제3장

세상에서 가장 좋은
화상 치료법

안아키식
화상 치료법의 이해

한의학 서적에서 보여주는 일관된 원리에 대한 공부를 통해 제가 현대적 조건에 맞게 좀 더 깊이 연구하여 구체성을 얻는 시도를 한 바 좋은 성과가 있어 그 상세한 내용을 소개합니다.

의료 기관에서 활용하는 먹는 약물이나 바르는 약물 어떤 것도 필요하지 않고 오로지 물과 햇빛이라는 자연적인 재료만으로 치료할 수 있으므로 제가 연구 개발한 화상 치료법을 이제부터 안아키식 화상 치료법이라 이름 붙이겠습니다.

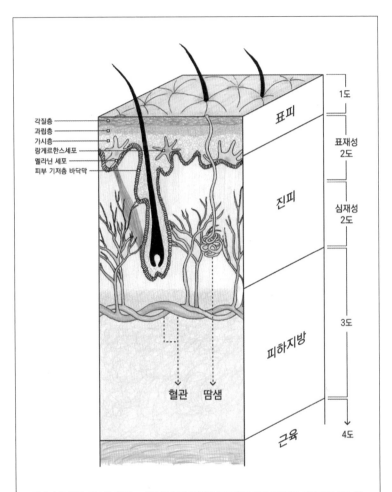

각질층
과립층
가시층
랑게르한스세포
멜라닌 세포
피부 기저층 바닥막

표피

진피

피하지방

근육

혈관   땀샘

1도

표재성
2도

심재성
2도

3도

4도

안아키식 화상 치료법에서는 피부 상태의 호전만 도모해도 좋은 경우를 기준으로 3도 화상까지의 치료법만 소개합니다. 기도 질식이나 독가스 흡입으로 인한 특수한 조건이 겹친 경우 또는 4도 이상의 심한 화상은 치료에 변수가 많기 때문에 피부 상태만을 기준으로 치료하는 것이 부적절하다고 생각되며, 발생 즉시 의료 기관을 이용하는 것이 안전하다고 생각됩니다.

〈피부 모형도〉

화상의 분류와 응급조치

일반적인 화상의 분류는 화상을 입게 된 원인이 무엇인가에 따라 세밀히 구분되어 있습니다. 하지만 안아키식 화상 치료법에서는 피부 손상의 정도와 손상 상태만을 기준으로 하기 때문에 분류가 간단합니다.

- 열탕과 증기로 인한 화상
- 기름으로 인한 화상
- 직접적인 불이나 접촉성으로 인한 화상
- 화학 화상

이 분류는 초기 응급조치에서만 차이를 보입니다. 이후 치료 과정에서는 몇 도 화상이냐에 따른 차이만 있습니다.

＊ 부위가 넓을수록, 화상이 심할수록 응급조치를 위한 온도는 올라가고(최대 45도) 시간은 길어집니다.

열탕과 증기로 인한 화상	40도 정도의 따뜻한 물에 환부를 모두 담그고 통증이 가라앉을 때까지 충분히 찜질합니다.
기름으로 인한 화상	40도 정도의 따뜻한 물을 환부에 흘리면서 10분 정도 유지한 다음 따뜻한 물에 환부를 모두 담그고 통증이 가라앉을 때까지 충분히 찜질합니다.
직접적인 불이나 접촉성으로 인한 화상	따뜻한 물보다는 따뜻한 온찜질 방식으로 통증이 가라앉을 때까지 충분히 찜질합니다.
화학 화상	미지근한 물을 환부에 흘리면서 10분 정도 유지한 다음 따뜻한 물에 환부를 모두 담그고 통증이 가라앉을 때까지 충분히 찜질합니다.

〈화상의 분류와 응급조치 내용〉

표피, 수축이냐 변질이냐 그것이 문제다

화상으로 인한 손상은 제일 먼저 화기에 접촉된 표피부터 발생합니다. 표피는 지단백질 성분으로 열을 만나면 조직이 긴장하여 수축되면서 강도가 높아집니다. 우리 몸의 구조가 외부에서 유입되는 비생체 물질이나 자극에 대해 가지는 방어 기전의 하나입니다. 또한 수축을 통해 체내 수분의 방출을 막으려는 기능도 발휘됩니다. 이 때문에 아주 짧은 시간 접촉으로는 화상이 발생하지 않습니다. 일회용 라이터의 온도가 1300도를 넘는다고 하지만 잠깐 스치듯 접촉해서는 화상을 입지 않는 것도 그런 이유에서입니다. 수분과 지방분이 약간 소실되는 정도에 그칩니다.

표피가 열독으로 인해 단백질 변성을 일으키면 24시간 내에 어두운 색으로 변합니다. 단백질 변성 없이 단순 자극에 그칠 경우, 표피 하부 조직의 충혈 때문에 일시적으로 더 붉게 보이는 홍반 현상만 나타납니다. 표피 조직의 단백질 변성은 최초 열독이 심할 때는 피하기 어렵지만 일반적인 기준으로 심재성 2도 화상까지의 열독이라면 5~10분 내에 40도의 더운 물로 적절한 시간 동안 응급조치를 할 경우 변질이 일어나지 않습니다.

또 변질이 일어나도 탈락되지 않으면 가피 역할을 하기 때문에 이 세상 어떤 거즈나 붕대보다 안전한 보호막 역할을 합니다. 이 때문에 화상을 입었을 때는 표피의 형태 보존이 중요합니다.

표피의 수축은 조직 강도를 높이고 수분 방출을 막으려는 작용이므로 수분을 충분히 공급해서 수분 유실의 조건을 없애주면 오히려 수축이 풀립니다.

피부는 신체 내부와 외부의 경계선으로, 내외부의 조건 차를 감지하고 조절하는 역할을 합니다. 그중에서 가장 감각이 예민하고 빠르게 반응하는 최후 방어선이 표피입니다. 표피에는 수많은 감각점이 퍼져 있어 평소 체온은 37도 이하를 유지하지만 열독으로 조직의 온도가 상승하면 40도 가까이 됩니다. 이때 40도의 물은 피부 내외의 온도 차를 줄여서 표피의 수축과 변질을 방지합니다.

표피에서 단백질 변성이 일어나지 않게 하고 열독이 더 이상 안으로 들어가지 못하도록 막을 수 있다면 화상 치료는 가볍고 쉬워집니다. 표피에서 바로 열독이 처리되면 피부 변질도 없고 흉터나 통증, 진물 어떤 것도 걱정할 필요가 없습니다. 그래서 화상 치료에 가장 우선되는 것이 표피 보존이고, 이를 위해 더운물 응급조치가 중요한 것입니다.

콜라겐, 변형이냐 변질이냐 그것이 문제다

진피는 콜라겐과 피부 부속기의 뿌리를 간직한 곳으로, 세혈관이 직접 닿아 있는 부분입니다. 열독이 강해서 진피층까지 손상된다면 치료 기간이 길어지고 흉터에 대해서도 긍정적인 예측이 어려워집니다. 열독이 강하면 처음에는 콜라겐 변형이 일어납니다. 콜라겐은 특수한 단백질로, 온도가 높아지면 젤화되면서 부피가 늘어나고 유동성을 띠는 탄력 물질입니다(단백질은 온도가 높아지면 부피가 줄어들고 구조가 위축되는 것이 일반적입니다). 이는 외부의 자극이나 압력으로부터 진피층을 보호하기 위한 것입니다.

화상을 입었을 때 부종이 발생하는 것은 콜라겐의 변형과 세혈관의 충혈로 나타나는 현상입니다. 표피는 단백질 변성이 일어나면 처음으로 돌아올 수 없습니다. 시간이 지나면 결국 탈락되는 것으로 마감됩니다. 하지만 콜라겐은 초기에는 변성이 아니라 일시적으로 형태를 바꾸는 변형이므로 조건이 바뀌면 원래대로 돌아옵니다. 콜라겐의 변형은 세혈관과 진피의 보호를 위한 것입니다. 하지만 열독이 오래 유지되면 오히려 변형된 콜라겐으로 인해 혈관 손상이 심해지고 염증 반응이 격렬해집니다. 염증 반응이 조기에 해소되지 않으면 콜라겐도 딱딱하게 변질됩니다. 따라서 진피층 손상에서 중요한 것은 콜라겐의 변질이 일어나지 않게 하고 변형을 원상 복구할 수 있도록 만드는 것입니다. 콜라겐의 변질이 일어날 경우 표피는 정상적으로 회복되지 못하고 심한 색소성 반흔이나 비후성 반흔(떡살)이 나타납니다.

콜라겐의 변질 여부를 확인할 수 있는 것이 부종의 유지 시간입니다. 콜라겐의 변질이 일어나기는 했어도 장시간 지속되지 않을 경우 색소성 반흔은 남을 수 있지만 일시적일 가능성이 크고 시간이 지나면서 점차 옅어져 완전히 회복될 수 있습니다. 그러나 콜라겐의 변질이 장시간 지속되면 진피층에서 방산형으로 퍼져나가는 신경세포의 변질과 그로 인한 신경 교란까지 이어져 재생 과정에서 심한 색소성 반흔으로 남을 가능성이 크고 비후성 반흔의 발현 가능성도 큽니다. 하지만 화상이 심하다 해도 부종을 빨리 안정시킨다면 색소성 흉터는 남아도 비후성 반흔까지는 염려하지 않아도 됩니다.

비후성 반흔은 단지 미용상의 문제만이 아니라 피부 기능의 회복이 온전히 이루어지지 않는다는 점에서 영구적인 후유증을 남깁니다. 피부를 덮는 털이 나지 않고 땀샘과 피지샘이 소실되기 때문에 부위가 넓을 경우 피부호흡의 장애로 체온조절이 어렵고 감각 이상, 호흡곤란까지 유발할 수 있습니다.

이 두 가지 관점에서 잘 대처한다면 2도 화상도 1도 화상처럼 낫고 3도 화상까지도 2도 화상보다 빠르고 유리하게 치료되며 더 좋은 결과를 낼 수 있습니다. 피부 이식이나 관절의 구축 같은 것은 아예 발생하지 않으며 비후성 반흔도 전혀 남지 않게 됩니다.

1차 외부 화재와 2차 내부 폭발성 화재의 이해

화상을 입은 초기에는 외부에서 유입된 열독이 손상 원인이 되지만 그다음은 내부 상황에 따라 추가 손상이 생길 수 있습니다.

지금까지 알려진 찬물 응급조치는 1차 손상을 최소한 축소하려는 의도로 시행되는 것입니다. 실제로 화상이 아주 가벼운 정도이거나 좁은 범위라면 찬물 응급조치로도 나을 수 있습니다. 하지만 손상의 정도가 심각하거나 범위가 넓을 경우 더 강력한 2차 손상을 일으키는 원인이 됩니다.

찬물 응급조치는 화상의 범위를 제한하는 대신 손상된 부위로 통하는 길을 막는 것과 같은데 직접적인 소방 방법을 포기하는 것입니다. 산불이 났을 때 산꼭대기에 댐이 있다면 어떨까요? 수문을 열고 불이 난 쪽으로 수로를 내는 것만으로도 쉽게 진화되겠죠?

우리 몸은 부분부분 스프링클러와 소방 호스가 산꼭대기의 댐처럼 잘 설계된 구조로 되어 있습니다. 그러므로 이 같은 구조를 이용하는 것이 현명한 방법입니다. 찬물로 응급조치를 하면 손상된 조직으로 통하는 혈관과 림프관 등의 소방 통로가 차단되는 것과 같은 상황이 됩니다. 처음에는 혈액순환의 차단으로 신경 작동이 중지되어 통증이 가라앉고 진정되는 것처럼 보이지만 체온을 회복하려는 움직임 때문에 일시에 많은 혈액과 림프액이 몰려오게 됩니다. 무균성 염증과 부분 괴사의 조건이 형성되는 것이죠. 변형된 콜라겐에 염증이 생긴 혈액 성분이 유입되면서 콜라겐 변질이 일어납니다. 그다음엔 폭탄이 제조되는 것이나 마찬가지입니다. 변질된 콜라겐 껍질에 갇힌 염증이 폭탄이 되는 것이죠. 이때부터는 강력한 소염제와 항생제를 투여하게 됩니다. 외부적으로는 고강도의 보습을 유지하려고 각종 연고와 방수포를 사용합니다. 보습과 방수포의 사용은 폭탄 껍질을 연화시켜 폭발력을 줄이는 역할은 할 수 있지만 폭탄의 형성 자체를 막지는 못합니다.

소염제와 항생제의 대량 투여로 폭탄 제조는 어느 정도 진정되지만 그 대신 더 넓은 범위의 손상을 유발하는 원인이 됩니다.

더운물로 응급조치를 하면 소방 도로 확보에 어려움이 없고 소방 호스의 수량을 최대한으로 확장시키는 효과를 내기 때문에 내부 진화가 빠르고 원만하게 이루어지며 무균성 염증으로 인한 2차 손상을 유발하지 않게 됩니다.

응급조치는 1차적인 손상을 1차에서 마무리하느냐 2차로 이어지게 하느냐를 결정합니다. 응급조치가 일단 마무리되었다면 그 다음은 2차 손상의 규모를 축소하거나 예방하는 쪽으로 치료의 초점을 맞추어야 합니다. 처음에 찬물로 응급조치를 했다 하더라도 최대한 빠른 시간 안에 더운물로 치료를 시작하면 2차 손상을 차단하거나 그 규모를 줄이는 효과를 낼 수 있습니다.

복구는 빠르고 정확해야 합니다

1차 손상에서 2차 손상으로 이어지지 않고 마무리되었다면 그 다음은 더운물 찜질로 지속적인 혈액순환을 촉진하는 것만으로도 복구가 잘 진행됩니다. 하지만 2도 이상의 화상이라면 손상된 진피층을 회복해야 하는데 표재성 2도 화상은 온찜질만으로도 충분하지만 심재성 2도 이상의 화상은 진피 전체의 구조 손상과 피하지방의 손실까지 이어져 있어 각종 모세포의 손실까지 계산해야 하므로 강력한 재생력이 필요합니다.

재생 과정은 가피→딱지→새살, 이렇게 순서가 정연하고 빠르면 정상적인 세포로의 회복이 가능하지만 여러 가지 약물의 개입으로 순서가 달라지거나 과정이 반복되면 피부 기능의 회복이나 반흔의 발생을 막기가 어려워집니다.

우리 몸에서 최초 발생 시의 원시세포 상태를 가장 잘 유지하는 것이 피부 조직입니다. 피부는 줄기세포의 보고(寶庫)라고 할 수 있습니다. 따라서 적절한 환경과 자극만 주어진다면 어떤 조직보다 잘 회복될 수 있습니다.

이때 가장 중요한 것이 신경입니다. 피부는 신경 조직이라고 할 수 있을 만큼 많은 신경이 분포되어 있으며 원시 신경절에서 기원한 조직으로 신경이 살아 있으면 주변 조직까지 온전히 재생하는 능력이 있습니다. 신경이 대량 분지(分枝)되기 시작하는 진피층의 기저세포를 깨어나도록 자극하는 것이 바로 빛입니다. 빛 중에서도 가장 좋고 강력한 효과를 내는 것이 햇빛의 원적외선입니다. 햇빛을 이용한 피부 재생 효과는 화상으로 인한 손상이 아닌 경우에도 피부 손상 회복에 적용될 수 있습니다.

이 때문에 피부 재생을 위해 햇빛을 쬐는 것은 재생에너지를 주사기로 직접 주입하는 것과 같은 효과가 있습니다.

안아키식
응급조치

응급조치는 최대한 빠른 시간 내에 반드시 40도의 더운물로

화상을 입는 원인은 다양합니다. 일반적으로 증기나 끓는 물로 발생하는 화상은 환부가 충분히 잠길 만큼의 40도의 물이면 충분합니다.

하지만 기름으로 화상을 입었을 경우, 기름 성분이 표피에 즉각 흡수되기 때문에 최대한 빨리 씻어내는 것이 유리합니다. 기름은 물보다 비등점이 높으므로 그것을 씻어내기 위한 물도 40도보다 좀 더 높은 42~45도가 적절합니다. 뜨거운 물을 흘리면서 10분 정도 충분히 씻어내야 합니다.

접촉성 화상은 피부의 유수분을 건조시키기 때문에 피부 친화력의 빠른 작동을 위해서는 직접 물에 담그는 것보다 뜨거운 온찜질이 효과적입니다.

화학 화상일 경우, 화상의 원인이 된 물질을 빨리 제거해야 하기 때문에 미지근한 물을 흘리며 10분 정도 충분히 씻어내야 합니다. 그다음에는 다른 원인의 경우와 같이 온수에 푹 담그고 초기 응급치료를 계속합니다.

40도를 맞추기 어렵다면 화상을 입지 않은 사람의 감각으로 느껴서 약간 뜨겁지만 견딜 만하다고 생각되는 온도가 40도입니다. 대중탕의 온탕 온도가 40도이고, 반신욕을 할 때의 온도 역시 40도이므로 충분히 확인할 수 있습니다.

2도 화상까지는 40도면 충분하지만 3도 화상을 입었거나 범위가 넓을 때는 42도 내외가 더 좋은 효과를 낼 수 있습니다. 응급조치가 계속되는 동안에는 더운물을 보충해가면서 물의 온도를 유지하는 것이 중요합니다.

더운물에 담가서 응급조치를 할 때 시간은?

처음 화상을 입으면 자신이 어느 정도의 화상을 입었는지 알 수 없습니다. 가벼운 1도 화상인지 아니면 심각한 3도 화상인지 모릅니다(4도는 특수한 경우에 해당되므로 충분히 알 것이라 생각하고 생략합니다). 이때는 일단 상처 부위를 물속에 푹 잠기게 한 다음 가만히 있으면서 점차 통증이 사라지는 시간을 통해 몇 도의 화상을 입었는지 알 수 있습니다(기름 화상, 접촉성 화상, 화학 화상의 경우엔 각기 그에 맞는 방법으로 합니다).

10분 안에 통증이 완전히 소실되면 1도 화상이고, 20분쯤 지나 통증이 감소하되 물속에서 움직였을 때 물결이 느껴지고 통증이 남아 있으면 좀 더 유지합니다. 대개 심재성 2도 화상까지는 30~40분이면 통증이 완전히 소실되어 물에서 뺀 뒤 피부를 만져봐도 통증이 전혀 느껴지지 않습니다. 통증이 빨리 사라지지 않으면 길게는 한 시간까지도 할 수 있습니다. 3도 화상의 경우에는 30~40분의 응급조치로 통증은 소실되지만 이후 부종이나 수포가 남아 있습니다. 이때는 물에서 환부를 빼내어 최대 3~4시간까지 지속적으로 온찜질을 해주는 것이 향후 치료를 위해 도움이 됩니다. 하루 이틀 사이에 부종도 사라집니다. 온찜질이나 온수욕을 할 때만 환부의 통증이 다시 발생하는 것을 느낄 수 있는데 처음처럼 심한 통증은 아니고 약간 따가운 정도이며 일상생활에서의 가벼운 접촉으로는 통증이 발생하지 않습니다.

직접 물에 담그지 않고 온찜질을 할 경우에도 유지 시간은 더운 물찜질과 동일한 기준으로 하면 됩니다.

출혈이나 피부 손상이 심하면?

더운물을 흘려서 간단히 씻어낸 다음 환부에 깨끗한 거즈나 면 수건을 덮고 온찜질을 계속합니다. 온수욕보다는 온찜질이 조금 더 시간이 걸립니다. 출혈이 없다고 해도 환부 오염이 심한 경우에는 반드시 물을 흘려서 충분히 씻은 다음 온수욕이나 온찜질을 해야 합니다.

옷을 입은 상태에서 화상을 입었다면?

옷 위로 더운물을 여러 번 흘려 씻어준 다음 옷을 입은 채 온수욕을 합니다. 화상 부위가 배나 등일 경우 온수욕 후 물속에서 가위로 옷을 잘라 벗겨냅니다. 의복이 피부에 달라붙었다면 옷을 제거하려 애쓰지 말고 그대로 응급조치를 하는 것이 좋습니다. 치료 과정 중에 표피가 저절로 탈락될 때 함께 떨어져 나가도록 그대로 둬도 괜찮습니다. 피부에 들러붙은 것이 지속적으로 오염을 유발하는 소재가 아니라면 피부와 같이 취급해도 됩니다. 단, 열 때문에 독성 물질을 유출할 가능성이 있는 화학 소재는 초기에 떼어내는 것이 좋습니다(면이나 비단 등의 천연 소재가 아니라면 독성 물질의 함유 여부를 의심해야 합니다).

얼굴 특히 코나 귀 주변이 화상을 입었다면?

귀 주변은 물속에 담가도 물이 귀로 다 빠져나오기 때문에 특별히 신경 쓰지 않아도 됩니다.

하지만 코 주변이라면 호흡 때문에 물속에 완전히 담그기가 어렵습니다. 이때는 구부러진 잠수용 호스나 그 비슷한 것을 입에 물고 입으로만 숨 쉬게 하고 얼굴 전체를 대야에 담그면 됩니다. 저는 이런 경우에 구부러진 빨대 두 개를 이어 붙여 사용해본 적이 있습니다.

눈 주변이 화상을 입었다면?

눈은 더운 온도에 약한 조직입니다. 따라서 눈 주변 피부를 조치하기 위해 눈을 감고 온찜질을 하면 안구 충혈이 올 수 있기 때문에 20분까지는 온찜질을 하더라도 10분 정도 쉬었다가 다시 온찜질을 반복하는 방식으로 하는 것이 좋습니다. 온찜질 20분 후에 20도 정도의 냉찜질 10분, 이런 식으로 교차해가면서 시행해도 좋습니다.

피부가 많이 벗겨졌을 때는?

피부가 벗겨졌다는 것은 수포가 넓게 형성되었음을 의미합니다. 따라서 진물이 지속적으로 배출될 것을 예상해야 합니다. 응급조치만을 생각한다면 피부가 벗겨진 것은 따로 고려하지 않아도 됩니다.

안아키식
치료 과정

더운물 응급조치 후 빠른 시간에
추가 조치 없이 완전히 없던 일처럼 되는 경우

완전히 나은 것이므로 더 이상의 치료 과정이 없습니다.

안아키에서 많은 엄마들이 후기를 올릴 때 가장 난감해하신 부분이 1도 화상 또는 표재성 2도 화상으로 빠르고 정확한 응급조치를 하였을 경우 후기에 남길 사진이 없다는 점이었습니다.

화상을 입었을 때는 당황하고 응급조치하느라 바빠 사진 찍을 생각을 못 하는 것이 당연한데 막상 응급조치 후에는 없던 일로 되어버리니 비교할 사진이 없는 것이죠.

더운물 응급조치 후 통증은 사라지고
수포나 홍반 부종이 남아 있을 때

수포를 소독된 바늘로 터뜨리고 진물을 닦아냅니다. 그리고 거즈로 환부를 감싸서 감염이 발생하지 않도록 주의합니다. 매일 30분 이상 온찜질을 하고 햇빛을 자주 쬡니다. 가피가 형성되고 진물이 나오지 않으면 그때부터는 가능한 한 아무것도 감싸지 않는 것이 좋습니다.

찬물 응급조치 후 안아키식으로 치료하고자 할 때

찬물로 응급조치를 하면 열독이 안으로 깊이 침투하여 진피층의 손상이 커집니다. 1도 정도의 가벼운 화상은 통증 유지 시간만 차이가 날 뿐 결과적으로는 깨끗이 낫지만 2도 이상으로 가면 진피층 손상의 정도에 따라 전체 치료 기간이나 통증 유지 시간에서 많은 차이가 납니다.

따라서 온수욕이나 온찜질을 충분히 하여 찬물로 열독이 안으로 침투된 것을 빨리 풀어내야 합니다. 되도록 자주 최대한 오랜 시간 온찜질을 하는 것이 필요합니다. 왜냐하면 이미 안으로 들어간 열독은 피부를 통해 배출되기 어렵습니다. 진피층과 그 이하

하부 구조에서 정맥을 통해 염증성 물질과 함께 서서히 배출되는 경로를 택할 수밖에 없습니다.

정맥은 추진력이 없기 때문에 온도 변화나 물리적 자극으로 혈류가 촉진됩니다. 따라서 높은 온도의 물로 장시간 찜질을 해야 혈류에 영향을 줄 수 있습니다. 또 온찜질 후에는 찬물 찜질도 짧은 시간 병행하는 것이 더욱 효과적입니다. 주변 조직을 주무르거나 마사지하는 것도 치료에 도움이 됩니다.

개방된 상처가 있는 경우라면 평소에 거즈로 감싸주는 것이 필요합니다.

진물이 거의 없거나 멈추었을 때는 햇빛 치료로

햇빛은 손상이 깊을수록 오래 쬐어야 합니다. 제대로 응급조치를 했다면 표재성 2도 화상 정도까지는 햇빛 치료가 필요 없는 수준이고 수포가 생긴 적이 있다면 햇빛 치료가 필요합니다. 수포가 아직 남아 있다면 수포를 터뜨린 뒤에 햇빛을 쬐어야 제대로 효과를 볼 수 있습니다. 수포가 남아 있으면 수포 속의 액체가 자외선을 차단하고 적외선을 흡수하기 때문에 피부 깊은 곳까지 햇빛의 광자극이 전달되지 못합니다. 햇빛을 쬘 때는 뜨거움이 느껴질 때까지 하면 안 되고 약간 따뜻한 느낌이 드는 정도에서 멈춰야 합니다. 햇빛 치료는 따뜻함이 느껴질 때까지 오랫동안 해도 좋고 짧은 시간 자주 해도 충분히 효과적입니다.

화상은 다 나았지만 흉터가 남았을 때

일반적인 방법으로 치료를 했든 안아키식으로 치료를 했든 그 결과로 흉터가 남았다면 그때부터는 최대한 빠른 시간 안에 집중적으로 흉터 치료를 하는 것이 좋습니다. 흉터 치료 침술이 따로 있기 때문에 한의원에서 시술받는 것이 좋습니다.

떡살이 생겼을 때

처음부터 떡살이 생기지 않도록 치료할 수 있었다면 좋았겠지만 어떤 과정으로 치료했든 간에 이미 떡살이 생긴 상태라면 자신이 켈로이드 피부 타입인지 확인한 다음 흉터 자리뿐 아니라 주변까지 사혈 치료를 하는 것이 도움이 됩니다. 켈로이드 피부인 경우에는 숯을 주재료로 한 습포를 활용할 것을 권합니다(숯으로 만드는 습포에 관해서는 따로 안내하겠습니다).

병원 치료에서
안아키식 화상 치료법으로 바꾸고자 할 때

병원에서 치료한 기간이 얼마든 관계없이 현재의 피부 상태를 기준으로 치료합니다.

일단 병원에서 사용한 약물을 씻어내야 피부가 정상 생리를 회복하기 때문에 뜨거운 물로 자주 씻어낼 필요가 있습니다. 온수욕이나 온찜질은 따뜻한 물로 5분 이상 충분히 씻어낸 다음에 하는 것이 좋습니다. 빨리 피부 해독을 하려면 숯가루로 된 습포를 만들어 하루 두 시간 정도 붙여두는 것이 좋습니다.

체력이 허락한다면 운동이나 사우나로 땀을 내는 것도 효과적입니다.

주사나 경구 투여를 통해 많은 약물을 섭취했을 경우, 수술 때문에 마취제를 사용했다면 한의원에서 해독 생기 요법을 통해 체내 환경을 바꾸는 것이 좋습니다.

화상 치료에 좋은
식이요법

화재로 집을 잃은 경우를 생각해보세요. 처음엔 불을 끄는 데 집중하겠지만 그다음은 새로 집을 짓는 일에 집중해야겠죠? 마찬가지로 우리 몸의 화상도 그렇습니다.

우리가 섭취하는 영양소는 세 가지가 있습니다. 에너지원이 되는 열량소와 여러 가지 조절 기능을 담당하는 조절소 그리고 몸의 형태를 직접 구성하는 구성소로 말입니다.

직접적인 손실이 일어났기 때문에 구성소가 평소보다 더 많이 필요하겠죠? 단백질과 지방이 구성소에 해당됩니다. 그러니 이런 음식을 많이 먹는 것은 당연히 필요하고 도움이 됩니다.

하지만 단백질과 지방이 많은 음식이라도 혈전을 형성하는 고단백식이나 고지방식은 안 됩니다. 한마디로 깨끗한 고단백식과 깨끗한 고지방식이 필요합니다.

- 이유식 이전의 아기라면 원래 먹던 대로 젖만 먹습니다.
- 이유식을 하는 아기라면 이유식 단계에 맞춰 먹이되 당근 익 주스(익힌 과일이나 채소로 만든 주스) 같은 것을 좀 더 자주 먹입니다.
- 일반식을 하는 아이부터 성인까지는 질 좋은 고단백, 고지방 식품의 비율을 높입니다.
- 금해야 할 식품: 설탕, 가공된 육류, 마가린, 탄산음료, 시중에서 파는 식물성 식용유, 오래된 견과류
- 추천 식품: 유정란, 방사형 육류, 생선류, 콩류, 마늘, 견과류, 천연 식초, 유기농 뿌리채소, 각종 발효 식품

식이요법을 말하면 사람들은 무엇이 좋을까에 집중하는 것 같습니다. 하지만 어떤 병에 어떤 음식 한 가지가 직접적으로 절대적인 영향을 발휘하는 일은 거의 없습니다. 저혈당에 설탕 한 스푼 같은 극적인 효과를 노린다면 모르겠지만 근원적인 치료에 약처럼 작용하기를 기대하는 것은 어리석다는 말입니다.

그보다는 더 근본적인 문제로 돌아가 기초적인 조건에 집중하는 것이 좋을 듯싶습니다. 예를 들어 평소 변비가 있고 편식을 하

는 사람이라면 어떤 질환이든 치료에 좋은 조건이라고 할 수는 없을 것입니다.

또 평소에 소화 장애가 있었다면 더 많은 영양소가 필요한 상황에서 똑같이 먹어도 흡수가 부족하므로 특별히 나쁜 조건이라고 봐야 할 것입니다.

이럴 때는 화상이라는 조건보다는 변비 해소를 위한 음식, 소화가 잘되는 영양식, 이렇게 개인의 조건에 맞는 음식이나 조리 방법을 택하는 것이 적절하다고 할 수 있습니다.

화상으로 인한 환부의 치료와 많은 세포의 교환을 위해서는 고단백, 고지방식을 많이 먹으라고 했지만 고단백, 고지방에 해당되는 음식일수록 소화가 잘 안 되는 경향이 있기 때문에 평소 소화 장애가 없는 사람이라 해도 소화 장애를 신경 써야 합니다. 소화 상태는 본인의 느낌과 대변으로 확인 가능합니다. 그러니 늘 환자에게 소화에 대한 느낌을 물어보고 대변을 살펴서 소화 상태를 체크하는 것이 환자를 위해 음식을 준비하는 보호자의 역할입니다.

화상에서의
햇빛 치료란?

햇빛 치료는 아주 간단합니다. 피부를 햇빛에 직접 노출시키고 그냥 쬐면 됩니다. 또 유리창을 통해 쬐어도 좋습니다.

우리 피부는 햇빛을 쬠으로써 비타민 D를 합성하고, 비타민 D 의 활동으로 피부에서부터 뼈까지 전신에 유익한 효과를 냅니다.

화상은 초기에는 열독의 배출이 중요하지만 열독이 배출된 다음에는 얼마나 온전하게 회복되느냐가 중요합니다. 앞에서 설명드린 것과 같은 고단백, 고지방 음식물을 많이 먹고 햇빛을 쬐는 것이 좋습니다.

인간은 식물이 아닌데, 필요한 것을 먹기만 하면 될 것 같은데 왜 햇빛이 필요할까요?

화상으로 손상된 세포는 원래의 정상적인 새 세포로 바뀌어야 합니다. 세포 교환 작업에 필요한 재료는 영양소가 담당하지만 세포 교환을 수행할 일꾼도 필요하기 때문입니다. 손상된 피부 조직을 복구하는 데 필요한 목수는 평소 하던 대로 비 오는 날 놀고, 공휴일에 노는 그런 목수여서는 안 됩니다. 부지런하고, 손이 빠른 유능한 목수여야 합니다. 왜냐하면 화상으로 인한 손상은 정상적인 생체 변화에 의한 것이 아니고 비상사태이기 때문입니다.

우리 몸이 가장 활발한 리듬을 갖도록 하려면 뇌를 중심으로 한 중추신경계가 움직여야 합니다. 중추신경계가 움직여야 전신이 일사불란하게 작업을 합니다.

중추신경계가 이런 명령을 내리려면 어떤 특별한 신호가 전달되어야 하는데 가장 분명한 신호 중 하나가 눈으로 빛이 들어오는 것입니다.

눈을 감고 있어도 낮에는 가시광선의 영향으로 안구에 빛이 전달됩니다. 그러면 시교차상핵(SCN, 시상하부의 한 핵으로서 시교차 위쪽에 위치하며 생물학적 시계 역할을 한다. 눈으로 들어온 빛의 양을 감지하여 생체 리듬을 만든다)의 작용으로 송과체에서 세로토닌이 방출됩니다. '행복 호르몬'이라는 별명을 갖고 있는 세로토닌은 대낮으로 갈수록 방출량이 많아집니다. 그러다 밤이 되면 송과체가 방출하는 호르몬이 세로토닌에서 수면을 부르는 멜라토닌으로 바뀝니다.

세로토닌이 많이 방출될수록 활동을 위한 각종 호르몬이 연속 작용으로 많이 배출됩니다. 그래서 세포 교환이 활발하게 진행될 수 있습니다.

세로토닌의 생성에는 트립토판과 칼슘이 필요합니다. 혈중 칼슘 농도가 높아야 세로토닌이 많이 만들어지는데 칼슘의 흡수에는 비타민 D가 절대적으로 필요합니다. 그래서 피부로 빛을 받는 것이 세로토닌의 지속적인 생산과 방출에 직접적인 자극이 되는 것입니다.

먹는 비타민 D도 있지만 천연적으로 자체 합성되는 비타민 D의 효과를 따라갈 수는 없습니다.

이렇게 서로 맞물려 있는 과정이 한 치의 어긋남 없이 순조롭게 진행되려면 비타민 D가 많이 필요한데 비타민 D는 햇빛 중에서도 자외선에 의해 합성되는 것입니다.

햇빛의 유익함을 논하는 많은 사람들이 햇빛을 받으려면 오전 10시부터 오후 4시를 피하라고 하는데 이 시간은 자외선이 거의 사라진 상태입니다. 장시간 햇빛을 받겠다면 모르겠지만 단시간의 햇빛으로도 큰 효과를 기대한다면 낮 시간이 좋습니다.

햇빛이 중추신경계에 미치는 영향은 이런 것이지만 피부 조직의 복구에 미치는 영향도 강력합니다.

1차로는 자외선과 적외선의 직접적인 효과입니다. 자외선을 받으면 피부는 멜라닌 세포를 다량 생산합니다. 멜라닌 세포가 많아지면 피부의 세포 증식과 교환이 더욱 활발해집니다. 원적외선을 받으면 신경세포의 복구가 활발해집니다. 이로써 복구 작업에도 질서가 생기게 되는 것이죠.

2차로는 광자극이 빛에너지를 열에너지로 바꾸는 피부의 광보호 기능에 의해 혈류량을 증가시킵니다.

모든 물질의 통로인 혈관이 확장되고 혈류량이 증가한다는 것은 필요한 모든 자원이 풍부하게 공급된다는 것을 의미합니다.

이렇게 햇빛을 받다 보면 피부가 뜨거움이나 가려움을 느끼는 자극이 올 수 있습니다. 이 자극을 느끼기 전에, 적당히 따스하고 기분 좋은 정도일 때 햇빛 받기를 멈추면 됩니다.

아무리 낮이어도 쉼 없이 일을 할 수는 없습니다. 그런 휴식 시간의 신호가 되는 것이 뜨거움이나 가려움을 느끼는 피부의 자극입니다. 화상으로 피부가 손상되었다고 해도 손상되지 않은 주변 피부의 기능은 정상적이기 때문에 충분히 따뜻함을 감지할 수 있습니다.

이때를 넘기면 혈관 안에서 무균성 염증이 발생하고 혈전이 많아지며 혈액이 탁해집니다. 이런 이유로 햇빛을 쬘 때는 되도록 빛만 받고 열은 받지 말라고 하는 것입니다.

빛만 받아도 혈류량의 증가에 필요한 자극은 광보호 기능에 의해 충분히 생산되기 때문입니다.

햇빛이 약한 겨울에는 좀 더 오래 쬘 수 있고, 햇빛이 강한 여름에는 짧은 시간 쬐는 것이 좋습니다.

햇빛을 오래 쬐면 피부의 수분이 부족해질 수 있습니다. 따라서 수분 보호를 위해 오일을 활용하거나 피부 온도를 식혀가며 햇빛을 쬐는 것이 가장 좋은 방법입니다.

특히 중요한 점은 심재성 2도 이상의 화상일 때 햇빛 치료야말로 흉터의 유무를 결정하거나, 흉터의 성질과 크기를 결정하는 요소가 되기 때문에 반드시 필요합니다.

진피층의 손실이 있을 경우 신경 손상이 수반되기 때문에 주변 세포의 재생과 증식 과정에서 잘못된 세포 배열이 일어나 색소성 반흔과 비후성 반흔이 생기는 것입니다.

햇빛을 활용한 신체 활성화 작용은 모든 회복과 치료에 도움이 되지만 열심히 일한 만큼 피로도 클 수 있으므로 충분한 수면과 휴식 그리고 영양의 공급이 반드시 필요합니다.

특히 밤에 충분한 수면을 취하는 것은 피로 물질의 배출과 체력의 회복에 필수적인 요소입니다.

어떤 이유로든 햇빛 치료를 한다면 밤에 암막을 쳐서라도 빛이 완전히 차단된 암흑 속에서 깊은 수면을 취하는 것이 햇빛 치료만큼 중요하다는 것도 알아두면 좋습니다.

몸의 청소 기능이 절실한 환자의 경우 햇빛과 반대로 최대한의 어둠을 권하는데, 저는 이를 '칠흑 치료'라고 부릅니다.

참고로 빛치료사인 제이컵 리버먼(Jacob Liberman) 박사가 그의

저서 《빛, 미래의 의학》에서 밝힌 햇빛의 열 가지 좋은 점을 소개합니다.

1. 체내 비타민 D의 합성에 관여한다.

2. 혈압을 낮춘다.

3. 심장의 혈액순환 기능의 효율을 높인다.

4. 심전도 수치를 개선한다.

5. 고혈압 및 콜레스테롤 수치를 낮춘다.

6. 체중 감량을 돕는다.

7. 마른버짐을 치료한다.

8. 성호르몬의 분비를 증가시킨다.

9. 천식 및 기타 폐 질환을 완화시킨다.

10. 감정에 영향을 미치는 호르몬 솔리트롤의 생성을 촉진한다.

알아두면 요긴한
치료 팁 몇 가지!

화상을 입은 피부에는
접착제 성분이 들어간 것을 쓰지 않는 게 좋습니다

진물이 나고 마르는 과정에서 접착력이 강해져 교환할 때 들러붙을 수 있고 떼어내기도 어렵기 때문입니다. 일반 거즈는 환부에 감싼 채 그대로 물속에 담그면 풀어져서 떼어내기 쉽습니다. 하지만 처음부터 아예 들러붙지 않는 것은 초종이입니다. 공기가 소통되는 것이 빠른 치료에 도움이 되기 때문에 거즈가 가장 적절하다고 생각하지만 진물이 아주 많이 나올 때에는 자주 교환해야 하기 때문에 하루 이틀 정도 초종이를 활용하면 들러붙지 않아 편리합니다. 초종이를 피부에 붙이고 그 위에 거즈를 대면 진물이 많이 나와도 거즈를 빨리빨리 교환할 수 있어 위생적으로 유지하기 좋습니다.

혈전 생성을 방지하고 빠른 소염 작용을 위해서는 활동이 필요합니다

아프고, 진물 나고, 부어 있는데 어떻게 움직이냐고 할 수 있겠지만 큰 움직임이 아니어도 됩니다. 다리 전체에 깁스를 했을 때 발가락만이라도 꼼지락거리는 게 도움이 되듯 화상도 마찬가지입니다. 신체 여기저기를 조금씩이라도 지속적으로 움직이는 것이 가만히 있는 것보다 좋습니다. 때로 잘못 움직이면 비후성 반흔이 생길까 봐 움직이지 않으려는 경우도 있습니다만, 이는 비후성 반흔에 대한 인식이 잘못되어 그런 것입니다. 화상을 입은 조직은 어차피 탈락됩니다. 비후성 반흔은 재생 과정에서 발생하기 때문에 햇빛을 잘 쬐고 지나친 압박이 없다면 생기지 않습니다. 또한 켈로이드 피부라 해도 숯으로 만든 습포를 이용하면 충분히 방지됩니다. 그래도 생기는 비후성 반흔은 최초 화상의 정도가 심각해서 그런 것입니다.

소화가 잘되어야 하고 배변이 원활해야 합니다

빠른 세포 교환을 위해서는 평소보다 더 활발한 체내 활동이 이루어집니다. 활동이 많아지면 에너지 소모가 많아지고, 에너지 소모가 많아지면 찌꺼기도 많아집니다. 따라서 에너지원의 섭취를 위한 소화기 역할과 찌꺼기 배출을 위한 대소변의 원활함은 필수적입니다. 평소 소화에 문제가 있었다면 먹거리 선택에 더욱 신중해야 합니다. 당장 해결되지 않는 소화 장애성 식습관이라면 소화제를 활용하는 것이 좋습니다. 배변이 막히면 소염 작용이 이루어지기 어렵습니다. 이때는 원인을 찾아 해결해야 합니다. 당장 해결이 어렵다면 관장을 하더라도 소통이 되어야 합니다.

숯가루 습포 만드는 방법과 활용법

숯가루의 대표적인 효능은 해독으로, 숯가루의 다공질 표면에 직접 독소나 오염원이 흡착되어 배출을 유도하는 것도 있지만 숯가루가 자체적으로 간직하고 있는 축적된 원적외선에 의한 치료 효과는 직접 접촉이 아닌 경우에도 발휘됩니다. 따라서 숯가루로 습포를 만들어 환부에 활용하면 켈로이드성 반흔을 예방할 수 있습니다. 켈로이드 피부는 피부 재생 과정에서 피부 세포가 과다증식하여 영구적 비후성 반흔으로 남는 것을 말합니다. 켈로이드 피부를 가진 사람은 사소한 손상으로도 비후성 반흔을 남기기 때문에 칼이나 종이에 벤 자국은 물론 여드름 자국까지도 모두 남습니다. 제가 이런 사람들에게 숯가루 습포를 권해서 예방 효과를 본 적은 아주 많고 또 오래되었습니다. 숯가루 습포는 환부보다 조금 크게 만들어 부착하고 그 위에 랩이나 비닐을 덮어 습도를 유지하면서 밴드로 마무리한 다음 24시간 유지하고 그다음 24시간 바람이 통하게 하고 또 24시간 유지하는 식으로 사용하면 원하는 효과를 충분히 얻을 수 있습니다.

• 숯가루 습포 만들기: 정수된 물 125cc, 쌀가루 18g, 숯가루 8g을 잘 혼합해서 풀 쑤듯 살살 저어가며 끓이면 됩니다. 거즈를 펴놓고 뜨거운 풀을 부은 뒤 잘 펴줍니다. 그대로 두면 점차 식으면서 굳어집니다. 부위가 넓을 경우 각 재료의 비율을 유지하며 양을 늘리면 됩니다. 다 식으면 거즈에 달라붙어 습포로 사용할 수 있는 형태가 됩니다(외용제로 쓸 경우, 손상된 피부에는 뾰족한 입자가 상처를 낼 수 있기 때문에 소나무를 원료로 생산된 숯가루를 쓸 것을 권합니다).

안아키식 화상 치료법에서만 볼 수 있는 현상들

안아키식 화상 치료법에서는 다음과 같은 몇 가지 현상들을 볼 수 있습니다.

- 검게 변하는 표피
- 얇고 어두운 색의 가피
- 딱지처럼 들러붙은 가피
- 두껍고 끈적한 크림색 가피
- 하얀색, 분홍색 색소성 흉터

이것은 약물을 이용한 화상 치료법 과정에서 일시적으로 나타

날 수 있지만 드레싱으로 곧바로 제거하기 때문에 자연스러운 변화를 관찰할 수 없는 현상들입니다.

그러나 안아키식 화상 치료법으로 관리할 경우 심재성 2도 화상 이상이 되면 반드시 만나게 되는 현상들이므로 이에 대한 충분한 이해가 없으면 증상을 판단하기 어렵고 치료에 악조건이 되는 변동이 생겼을 때 적절한 조치를 하지 못하거나 치료 시기를 놓쳐 기대한 만큼 치료 효과를 보지 못할 수 있습니다.

안아키식 화상 치료법을 택하셨다면 가장 쉽고, 빠르고, 좋은 결과를 위해 반드시 숙지하고 매일매일 호오(好惡)를 잘 판단하셔야 합니다.

검게 변하는 표피

표피는 살색이어야 하지만 화상으로 손상이 생길 경우 일시적으로 붉고 어두워집니다. 가벼운 화상에 응급조치가 잘된 경우라면 약간 붉은색을 띠었다가 본래의 살색으로 돌아옵니다.

일시적인 색변이 아니라 사흘째까지 점차 어두워진다면 심재성 2도 화상 이상의 손상을 입었다는 의미입니다. 이때는 검은색 표피에는 신경 쓰지 않아도 되지만 부종이 없어야 하며 점차 얇고 건조해져야 합니다. 그러면 그다음에는 어두운 표피가 각질처럼

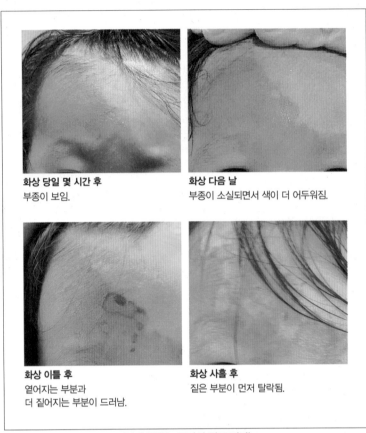

화상 당일 몇 시간 후
부종이 보임.

화상 다음 날
부종이 소실되면서 색이 더 어두워짐.

화상 이틀 후
엷어지는 부분과
더 짙어지는 부분이 드러남.

화상 사흘 후
짙은 부분이 먼저 탈락됨.

〈검게 변하는 표피의 치료 경과〉

떨어지면서 깨끗이 낫게 됩니다.

점차 어두워지는 색변은 사흘을 넘기지 않아야 합니다. 만약 사흘이 지나도록 부종이 있고 색깔이 더 어두워진다면 심각한 감염이 발생했다고 봐야 합니다. 이때는 의료 기관을 찾는 것이 좋습니다. (단, 병원에서 찬물로 응급조치를 하고 약물로 치료를 해왔다면

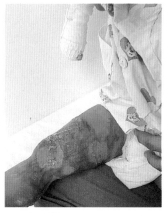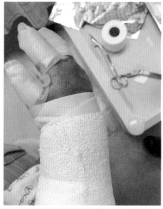

화상 전문 병원 치료 이틀째
수포 발생 부위 표피를 제거하고
부종을 붕대로 압박해서 누른 상태.

화상 전문 병원 치료 사흘째
표피를 제거하고 습윤포로 감싸둔 상태로
부종이 심함.

〈화상 전문 병원에서의 치료 경과〉

감염이 아니어도 피부 자체가 죽어가기 때문에 부종과 진물이 계속되면서 색깔이 검게 변합니다.)

온찜질과 햇빛 치료 같은 안아키식 화상 치료법을 매일매일 성실히 하면 색변이 점차 어두워지는 악화 현상은 실제로 보기 어렵습니다.

얇고 어두운 색의 가피

벗겨진 피부에 얇고 투명해 보이는 가피가 생기면 제대로 치료

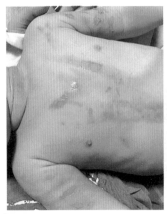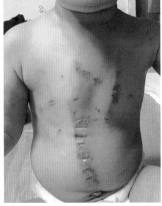

얇고 투명해 보이는 가피는 제대로 치료되고 있다는 의미이다.

되고 있다는 의미입니다. 이런 가피는 상피세포가 응급 상황임을 인식하여 빠르게 증식함으로써 생기는 임시 표피입니다. 이 가피를 벗겨내거나 손상시키지 않으면 감염으로부터 보호받을 수 있습니다. 이런 가피가 생기면 그대로 똑같이 온찜질을 하고 햇빛 치료를 하면 됩니다. 그러면 어느 날 각질처럼 떨어져 나가면서 정상적인 표피세포가 그 자리를 메우는 것을 볼 수 있게 됩니다.

진물이 멈출 때 이런 가피가 생깁니다. 이후에는 더 이상 진물이 나지 않으리라는 것을 의미한다고 볼 수 있습니다. 하지만 이런 가피가 생긴 후에도 다시 진물이 난다면 추가로 감염이나 손상이 발생했다는 의미입니다. 이때는 어디서 치료가 잘못되었는지, 다른 질환이 발생하지는 않았는지 확인할 필요가 있습니다.

딱지처럼 들러붙은 가피

　화상이 깊을 때, 진피층 이상의 손상이 있을 때 주로 발생합니다. 이런 가피는 일반 상처에 생기는 딱지처럼 가려움을 유발할 수 있기 때문에 특별히 잘 감싸서 보호해야 합니다. 오일을 활용하면 가려움을 방지할 수 있습니다. 잘 보호하면 감염 예방은 물론 빠른 회복에도 도움이 됩니다. 하지만 분홍색 또는 하얀색 흉

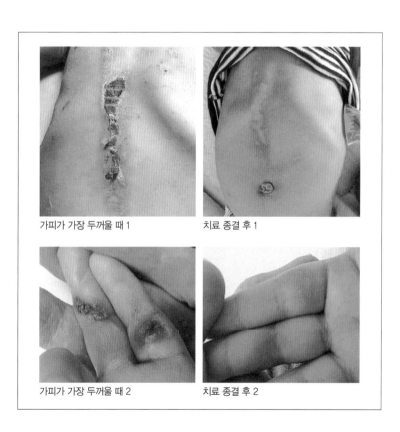

가피가 가장 두꺼울 때 1　　　　치료 종결 후 1

가피가 가장 두꺼울 때 2　　　　치료 종결 후 2

터가 생길 것임을 예고하는 것이기도 합니다. 흉터는 시간이 지나면서 점차 원래의 피부색과 가깝게 돌아옵니다. 햇빛 치료를 자주 하고 마사지를 해주면 더 빨리 흉터가 없어집니다.

들러붙은 가피를 긁어내기 시술로 제거할 경우 비후성 반흔, 즉 떡살과 구축이 발생할 가능성이 커집니다. 딱지 같은 가피가 생기면 최대한 천연 보습제를 활용해서라도 저절로 떨어질 때까지 유지하려고 애써야 합니다.

두껍고 끈적한 크림색 가피

진피층의 기저세포까지는 아니지만 바로 그 위까지 손상되었다는 의미입니다. 화상 부위가 좁을 때는 잘 발생하지 않습니다. 이

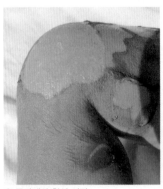 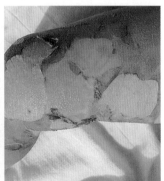

❶ 콜라겐막 형성 시작   ❷ 콜라겐막 비후해짐

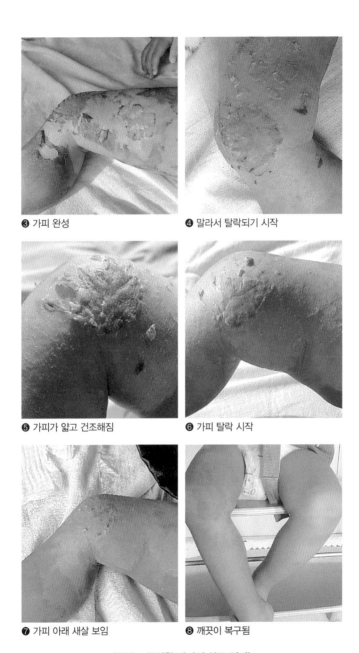

❸ 가피 완성

❹ 말라서 탈락되기 시작

❺ 가피가 얇고 건조해짐

❻ 가피 탈락 시작

❼ 가피 아래 새살 보임

❽ 깨끗이 복구됨

〈두껍고 끈적한 가피의 치료 경과〉

때 가장 유의할 점은 보습을 하면 안 된다는 것입니다. 이런 유형의 가피는 통풍이 잘되도록 한 뒤 그대로 말리면서 치료해야 합니다. 색깔이 점차 짙어지면서 미색에서 노란색으로, 그다음은 연한 갈색으로 변하면서 종잇장처럼 떨어져 나옵니다. 저절로 다 떨어지면 피부는 원래대로 복구됩니다.

통풍을 제대로 하지 못하고 과도한 보습 환경에서는 오히려 주변 조직이 짓무르고, 다시 진물이 날 수 있으며, 사소한 물리적 자극에도 출혈이 생깁니다. 이런 상황에서는 간단한 드레싱으로도 상처를 깊게 만들거나 악화시킬 수 있습니다.

하얀색, 분홍색 색소성 흉터

화상이 깊으면 진피층의 손상으로 색소를 생산하는 멜라닌 세포가 함께 손상되어 원래의 피부색보다 탈색된 것 같은 하얀색 흉터가 생길 수 있습니다. 이 경우 지속적인 마사지나 운동으로 시간이 오래 걸리기는 하지만 최대한 옅은 상태로 만들 수 있습니다. 한의원에서 흉터를 제거하는 침 시술을 받으면 더욱 빠르고 좋은 효과를 기대할 수 있습니다.

분홍색 흉터는 하얀색과 다릅니다. 피부 조직 중에서 표피의 각질 세포가 정상적으로 회복되지 못하고 있다는 의미입니다. 각질

세포가 두꺼워지면 분홍색은 금방 해결될 수 있습니다. 이 경우 침 치료를 해보는 것이 좋습니다. 그러나 침 치료로도 호전되지 않으면 시간이 지나도 회복을 기대하기 어렵습니다.

좀 더 깊이 알아보는
안아키식 화상 치료법 Q&A

Q. 안아키식 화상 치료법이 정말 더 빠르고 좋은 치료법이라면 왜 지금까지 정반대로 처치했을까요?

A. 화재를 진화하는 것처럼 화상이 현재 진행형이라면 차가운 치료로 범위를 좁히려는 노력이 옳을 것입니다. 그러나 화상은 이미 화재가 지나간 뒤의 손상이지 여전히 현재 진행 중인 화재가 아닙니다. 따라서 불을 끄려는 노력보다는 복구를 위한 노력을 해야 할 것입니다. 즉 열독을 배출하는 것과 불을 끄는 것은 다르다는 의미입니다. 화상을 판단하는 차이 때문에 치료법의 차이가 생긴 것이 아닐까 생각됩니다.

Q. 화상의 정도가 다르고 피부의 두께나 상태도 다른데 온찜질이나 온수욕을 똑같이 해도 될까요?

A. 신체 부위마다 표피는 두께도 다르고 내온성도 다릅니다. 표피가 얇은 입술이 가장 약하고 그다음은 하부 조직이 얇은 눈꺼풀, 얼굴, 몸통, 팔, 다리 순이며 손바닥과 발바닥이 가장 두껍고 튼튼합니다. 따라서 효과를 보기 위한 시간이나 강도가 다른 것이 맞습니다. 하지만 안아키식 화상 치료법은 우리 몸이 느끼는 감각을 기준으로 시간과 강도를 조절하기 때문에 피부 타입의 차이는 문제 되지 않습니다. 통증이 멈출 때까지 온수욕이나 온찜질을 하고, 뜨거움이 느껴지기 전까지 햇빛 치료를 하기 때문에 가장 적절하고 안전한 맞춤형 치료법이 될 수 있습니다.

Q. 화상 치료의 핵심은 2차 감염 방지라는데 온수욕이나 햇빛 치료가 2차 감염을 막을 수 있을까요?

A. 대부분의 병원성 미생물은 40도가 되면 사멸합니다. 따라서 40도 내외의 온수욕이나 온찜질은 병원성 미생물에 대해서는 방어 작용이 되고 피부 상재균에 대해서는 증식 작용을 하기 때문에 감염이 일어나지 않습니다. 햇빛 치료 역시 적절한 시간에 빛만 받고 열은 최소화하는 원칙을 지킨다면 자외선으로 인한 멸균 작

용 효과가 극대화되어 감염을 우려하지 않아도 됩니다.

Q. 찬물로 응급조치를 하면 통증이 금방 가라앉지만 더운물로 응급 조치를 하면 통증이 심하다는데 통증을 줄이는 방법이 없을까요?

A. 온수욕이나 온찜질을 하면서 통증을 줄이는 방법은 아직 충분히 연구하지 못했습니다. 하지만 통증이 반드시 억제되어야 할까 하는 점에서도 의문은 있습니다. 왜냐하면 통증의 강도를 보고 열독 배출 상태를 파악할 수 있기 때문입니다. 안아키식 화상 치료에서의 초기 통증은 강렬하지만 오래가지는 않습니다. 화상의 정도에 따라 짧게는 10분, 길어야 사흘입니다. 반면 지금까지 알려진 방법대로 화상 치료를 할 경우 진통제를 써가면서도 통증이 짧게는 2일, 길게는 몇 개월간 지속됩니다. 그러므로 안아키식 화상 치료가 통증이 심한 방법이라고 말할 순 없을 것 같습니다.

Q. 화상을 치료한 다음 햇빛을 쬐면 색소성 흉터가 남는다는데 햇빛 치료를 해도 될까요?

A. 햇빛으로 인해 멜라닌 색소가 많아지면 피부가 검게 변하는 것이 맞습니다. 하지만 그러한 변화는 일시적이고 광자극이 약해지면 원래의 피부색으로 다시 돌아오기 때문에 일시적 변색을 색

소성 흉터라고 할 수는 없습니다. 오랫동안 유지되는 색소성 반흔은 햇빛이 아니라 피부 신경의 교란 때문에 멜라닌 색소가 비정상적으로 배열된 결과입니다. 그러므로 햇빛을 전혀 쬐지 않고 치료한 경우에도 손상의 정도나 회복 상태에 따라 색소성 반흔이 심각한 것을 확인할 수 있습니다.

Q. 흉터가 생기지 않게 하려면 보습을 잘해야 한다는데 아무것도 바르지 않아도 될까요?

A. 피부의 본래 기능은 신체 보호입니다. 체내 수분의 발산을 막고 외부에서 유입되는 비생체 물질과 자극을 신체 내부로 들어오지 못하게 막는 여러 가지 기능을 합니다. 실제로 넓은 부위에 심하게 화상을 입었을 때 수분 손실로 인한 전해질 부족 현상을 느끼는 경우도 있습니다. 하지만 이는 진물이라고 부르는 림프액의 방출이 많아서 생기는 현상입니다. 따라서 보습제로 해결될 수 있는 것은 아니죠. 최대한 빨리 안아키식 화상 치료법을 시행한다면 진물 방출을 가장 빨리 멈추는 방법이 되므로 보습할 필요가 없습니다. 안아키식으로 치료해도 진물이 날 때는 열독이 충분히 배출되지 않았다는 의미이므로 보습이라는 구실로 진물 방출을 방해하면 안 됩니다. 그 대신 링거나 음료를 통해 수분을 지속적으로 공급해주는 것이 필요합니다.

Q. 켈로이드 피부는 안아키식 화상 치료법을 해도 흉터가 생기나요?

A. 켈로이드 피부라면 열독이 배출된 다음 숯으로 만든 습포를 자주 사용하고 햇빛 치료의 두 배에 해당되는 시간 동안 냉찜질을 해주면 됩니다. 숯으로 습포를 만드는 방법은 133쪽에 있습니다.

Q. 비후성 반흔은 말 그대로 비후성이라 세포 수가 많아지거나 크기가 커지면 안 될 것 같은데 햇빛을 통해 피부 신경이 세포 증식을 일으킨다면 오히려 비후성 반흔이 더 심해지는 것 아닌가요?

A. 화상에서의 비후성 반흔은 정상적인 피부 세포의 수가 증가해서 되는 것이 아닙니다. 피부 세포의 결손을 콜라겐과 같은 결합조직이 증식해서 대체한 것이기 때문에 결합조직의 비후성에 초점을 맞추어 비후성 반흔이라 부르는 것입니다. 따라서 정상적인 피부 세포가 정상적인 배열로 증식해서 회복하게 되면 비후성 반흔은 나타나지 않습니다. 피부 세포의 정상적인 배열을 좌우하는 것이 신경이고, 이 신경의 회복을 돕는 것이 햇빛입니다.

제4장

안아키식 화상 치료법
치료 사례

화상 치료법에 따른
경과 비교표

다음 분류표에는 화상의 등급이 확인된 후 기준으로 나와 있습니다만 실제로 화상을 입었을 때는 곧바로 등급을 확인할 수 없습니다. 화상을 경험해본 분은 아시겠지만 시간이 경과하면서 점차 부종과 색변이 나타나고 통증도 심해집니다. 하지만 등급 분류가 안 된다 해도 일단 통증이 사라질 때까지 더운물로 응급조치를 하는 것은 동일합니다. 그러므로 등급 분류표에 의한 분류는 응급조치를 하고 나서 향후 치료를 결정할 때 확인하셔도 됩니다.

화상의 정도	일반적인 화상 치료법		안아키식 화상 치료법 (열탕 화상 기준)	
	찬물로 응급조치	치료 경과와 기간	더운물 응급 조치	치료 경과와 기간
1도	• 화상 부위의 홍반 • 가벼운 부종 • 경미한 통증	• 3~6일 • 반흔 남지 않음	• 10~20분 온찜질로 통증 사라짐 • 화상 부위 찾아보기 어려움	• 응급조치가 치료의 전부임 • 곧바로 원상복구됨
2도 (표재성)	• 수포 발생, 붓고 심한 통증 • 수포 제거 시 붉은 속살	• 2~3주. • 반흔 거의 남지 않음	• 10~20분 온찜질로 통증 사라짐 • 24~48시간 지나면 아무 흔적 없음	• 24시간 후에는 치료할 것 없음
2도 (심재성)	• 수포 형성, 심한 부종 • 수포 제거 시 속살이 분홍색과 흰색 • 삼출액이 지속적으로 많이 배출	• 3~5주 • 감염시 가피 절제술과 피부 이식 필요 • 색소침착과 비후성 반흔 가능성	• 1~3시간 온찜질로 통증 사라짐 • 홍반과 약간의 물집 있음	• 하루 30분 이상 온찜질로 3일째 가피 형성 • 1~2주면 옅은 색소성 반흔만 남고 완치 • 햇빛 치료 겸하면 더 빠르게 치료됨
3도	• 조직 변질과 괴사로 부종 심함 • 피부가 회색이나 검은색으로 변함 • 신경손상 동반, 통증 작음	• 3주 이상~수개월 • 피부 이식 수술 필요 • 색소침착과 비후성 반흔, 관절 구축 같은 기능적 장애 • 경우에 따라 피부 재활 치료나 성형 수술 필요	• 2시간 이상 온찜질로 통증 사라짐 • 온찜질 시 통증은 점차 경감되며 4~5일간 유지 • 그 이후에는 온찜질 시에도 통증 없음	• 하루 1시간 이상 온찜질, 물집 구멍내고 진물 빼기 • 3일째부터 가피 형성되고 1주일째 딱지 떨어짐 • 2~3주면 옅은 색소성 반흔만 남고 완치 • 6개월 이상 경과하면 색소성 반흔도 거의 소실
4도	• 4도 부분은 안아키식 화상 치료법에서는 다루지 않음			

〈화상 치료법에 따른 경과 비교표〉

경한 화상

보통 외래 치료가 가능하며 다음과 같은 경우를 말한다.

- 유소아 및 고령자를 제외한 연령에서의 1도 화상
- 수부나 기도의 흡입 손상을 동반하지 않은 15% 이하, 유소아 및 고령자인 경우
- 10% 이하의 2도 화상
- 안면부, 수부, 족부 이외 2% 이하의 3도 화상

중등도 화상

보통 입원 치료가 필요하며 다음과 같은 경우를 말한다.

- 성인에서 15~30%, 유소아 및 고령자에서 15~20%의 2도 화상
- 성인에서 2~10%, 유소아 및 고령자에서 2~5%의 안면부, 수부, 족부 이외의 3도 화상

중한 화상

반드시 입원 및 집중 치료가 필요하며 다음과 같은 경우를 말한다.

- 성인에서 30% 이상, 유소아 및 고령자에서 20% 이상의 2도 화상
- 성인에서 10% 이상, 유소아 및 고령자에서 5% 이상의 3도 화상
- 기도나 연부 조직 혹은 골 손상을 동반한 화상, 전기 화상, 화학 화상
- 안면부, 수부, 족부 등을 침범한 3도 이상의 화상

  −[네이버 지식백과] 환경 피부(Enviromental Dermatology), 학문명백과: 의약학, 형설출판사

위 내용 기준으로 볼 때 2도 화상이 15%를 넘을 경우와 3도 화상이 2%를 넘을 때는 입원 치료, 즉 바르는 약과 먹는 약을 포함한 치료 및 피부 이식 수술을 포함한 집중 치료를 요하는 것으로 볼 수 있습니다.

<화상 범위 평가표>

(단위 %)

부위	0~1세	1~4세	5~9세	10~14세	15세	성인
머리	19	17	13	11	9	9
목	2	2	2	2	2	2
몸통(앞)	13	13	13	13	13	13
몸통(뒤)	13	13	13	13	13	13
둔부(우)	2.5	2.5	2.5	2.5	2.5	2.5
둔부(좌)	2.5	2.5	2.5	2.5	2.5	2.5
성기	1	1	1	1	1	1
상완(우)	4	4	4	4	4	4
상완(좌)	4	4	4	4	4	4
하완(우)	3	3	3	3	3	3
하완(좌)	3	3	3	3	3	3
손(우)	2.5	2.5	2.5	2.5	2.5	2.5
손(좌)	2.5	2.5	2.5	2.5	2.5	2.5
대퇴부(우)	5.5	6.5	8	8.5	9	9.5
대퇴부(좌)	5.5	6.5	8	8.5	9	9.5
다리(우)	5	5	5.5	6	6.5	7
다리(좌)	5	5	5.5	6	6.5	7
발(우)	3.5	3.5	3.5	3.5	3.5	3.5
발(좌)	3.5	3.5	3.5	3.5	3.5	3.5

출처: Lund & Browder chart

또한 앞의 설명에서 제시한 치료 기간 역시 찬물로 하는 응급조치와 병원 치료를 전제로 한 것입니다.

그렇다면 현재 상식이라고 알려진 대로 찬물에 응급조치를 한 이후 병원에서 각종 약물을 복용하고 연고를 바르며 치료하는 것과 집에서 아무 의료적 개입 없이 더운물로 응급조치를 하고 지속적인 온찜질과 햇빛을 이용한 안아키식 화상 치료가 어떻게 차이나는지를 직접 체험한 안아키 회원들의 생생한 후기를 통해 비교해보시기 바랍니다.

네이버의 안아키 카페에서는 2013년부터 2017년까지 안아키식 화상 치료법을 안내해왔습니다.

이제부터는 화상 후기의 내용을 토대로 각 치료 사례별 설명을 통해 치료의 핵심과 의미를 짚어보겠습니다.

안아키식 화상 치료는 응급조치 때 통증이 심하다는 이유로 아동 학대라며 질타를 받았습니다. 과연 안아키식 화상 치료법이 아동 학대에 해당되는지 치료 사례를 통해 통증에 대한 반응을 살펴보겠습니다.

빨래 삶은 물이 배 위로 쏟아지면서 화상을 입었어요

바로 따뜻한 찜질을 하는데…….

어머나, 지금까지 손이나 팔을 덴 적 있었고 그때마다 안아키식으로 처치했는데 그리 힘든 적이 없었거든요.

이번에 배 부분이어서 그런가, 아님 화상의 정도가 더 심해서 그런가 모르겠지만 온찜질하는 순간 저도 모르게 비명이 나오면서 마치 다리미를 몸에 대고 있는 것 같았어요.

1초씩 뗐다 붙였다 하면서 온찜질하다 화기가 빠져서 그런가 나중엔 많이 아프지 않아서 그냥 온찜질했어요.

그런데 저 어제 그렇게 처치하고 완전 흔적도 없이 다 나았어요. 온찜질 15분 정도 했는데 15분 괴롭고 추후에 내내 안 아플 것이냐, 찬물로 하고 며칠 동안 아플 것이냐 하는 것은 선택의 몫이겠죠. 여튼 결론은 진짜 아픈 방법이지만 효과는 큰 화상 처치 후기였어요.

┌ 살림닥터의 한마디 ┐

신체 부위마다 표피는 두께도 다르고 내온성도 다릅니다. 표피가 얇은 입술이 가장 약하고 그다음은 하부 조직이 얇은 눈꺼풀, 얼굴, 몸통, 팔, 다리 순이며 손바닥과 발바닥이 가장 두껍고 튼튼합니다.

화상으로 인한 통증 역시 표피가 얇은 곳이 가장 아프고 두꺼운 쪽으로 갈수록 덜 아픕니다.

배는 비교적 각질층이 얇은 부분이라 통증이 심합니다.

뜨거운 물로 찜질을 하거나 온수욕을 할 때도 통증이 강하게 느꺼지는 부분입니다.

하지만 통증의 지속 시간은 화상의 경중이나 범위와 관계가 있을 뿐 부위별로는 차이가 없습니다.

압력 밥솥 증기 추를 잡아서 화상을 입었어요

18개월 된 남자 아기인데 제가 밥할 때마다 맨날 옆에 와서 떠들고 그래요.

그동안 뜨거운 건 잘 안 만지고 무서워했는데 요새는 그냥 마구 만집니다.

밥 달라고 노래를 부르다 일이 난 거죠.

밥솥이 한창 끓고 있는데 그 딸랑이 추를 덥석~!!!

김 빠지는 소리랑 아기 고함 지르는 소리가…….

칼질하다 냅다 싱크대에 던지고 애를 안아 올려 바로 따뜻한 물 틀어서 갖다 댔어요.

따가운지 울고불고하면서 걷어차고…….

한참 그러다 보니 "아야 해또. 아뚜 아뚜……" 그러데요.

다행히 한 5분 정도 계속 씻어내니 아무렇지도 않은지 잘 놀더라고요.

안아키 몰랐음 찬물에 냅다 넣고 그러면 물집 잡혔을 거예요.

여러분도 화상엔 따뜻한 물 꼭 기억하세요!!!

빠른 판단과 빠른 손길로 응급조치를 잘하신 것 같습니다.

아기가 손을 들어 잡을 수 있는 위치에 밥솥이 있었던 것 같네요.

아기의 키가 더 크거나 밥솥이 더 낮은 위치에 있었다면 손만 화상을 입지는 않았을 것 같습니다.

증기로 인한 화상은 증기의 압력이 직접 닿는 부분에 집중되지만 때로는 증기가 퍼지면서 눈이 채 미치지 못한 다른 부위까지 화상을 입는 경우도 있습니다.

뿜어져 나오는 증기의 양이 많을 경우 피부에 닿는 순간 물이 되어 흘러내리는 경우도 있습니다.

화상으로 인한 응급조치를 할 때는 다른 부위에도 화상을 입지 않았는지 잘 살펴보셔야 합니다.

화상으로 인한 통증과
손상의 상관관계 이해하기

다음은 우리 몸에서 화상에 취약한 순서대로 나열했습니다.

- 입술 – 입술이 붉어 보이는 것은 표피의 각질이 가장 얇은 부위이기 때문입니다.

- 두피 – 모발 때문에 직접적인 접촉이 쉽지 않아서 다행이지만 실제로 직접 접촉할 경우 각질 세포가 다량의 콜레스테롤과 수분을 함유하여 부드럽기 때문에 매우 약한 피부입니다.

- 얼굴 – 얼굴은 눈꺼풀이냐 뺨이냐에 따라 부분적으로 다릅니다 다만 전반적으로 봤을 때 부드럽고 약한 피부에 속합니다.

- 배, 팔, 다리 – 팔, 다리의 안쪽 표피는 지방질이 많아서 배와 비슷한 강도입니다.

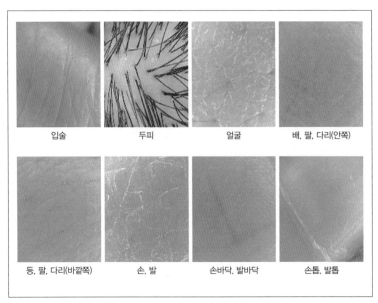

〈화상에 취약한 순서대로 나열한 신체 부위별 피부의 차이〉

입술　두피　얼굴　배, 팔, 다리(안쪽)

등, 팔, 다리(바깥쪽)　손, 발　손바닥, 발바닥　손톱, 발톱

- 등, 팔, 다리 – 팔, 다리의 바깥쪽 표피는 안쪽보다는 강하고 등과 비슷한 강도입니다.
- 손, 발 – 손등과 발등은 표피 기준으로는 약하지 않지만 피하 지방층이 적어서 물리적 충격에는 약한 조직이라고 할 수 있습니다. 심재성 2도 화상부터는 손, 발의 회복이 더디고 손상이 깊어지는 경향을 보입니다.
- 손바닥, 발바닥 – 표피가 가장 두껍고 각질이 많은 부위여서 화상에도 손상이 가장 작습니다.
- 손톱, 발톱 – 각질층이 두껍고 콜레스테롤 함량이 적어서 가

장 강한 피부입니다. 유수분이 매우 적기 때문에 불에 탈 수는 있어도 뜨거운 물에 화상을 입을 수는 없습니다. 이런 점은 모발도 마찬가지입니다.

통증은 표피가 얇을수록 커집니다.

표피가 두꺼운 부분일수록 통증은 심하지 않지만 2도 화상부터는 손상이 더 심하고 회복도 느립니다.

표피는 어린 아기일 때 가장 얇고 약하며 나이 들수록 강해져서 화상에는 노인이 가장 강합니다.

1도 화상, 표재성 2도 화상
치료 사례

30개월 아기가
뜨거운 밥솥 증기구에 손가락을 데었어요

3남매 워킹맘이에요.

명절이 다가와서 식혜 좀 만들어 가려고 20인용 밥솥에 밥을 하면서 애들 도시락을 싸고 있는데 30개월둥이 중 한 녀석이 갑자기 울더군요. 손가락을 가리키며 아프다고…….

20인용 밥솥에선 한창 취사 중이라 뜨거운 김을 마구 내뿜고 있었고 호기심에 손으로 만진 것 같더라고요.

설거지하다 말고 바로 뜨거운 물로 돌린 뒤, 녀석을 안고 손을

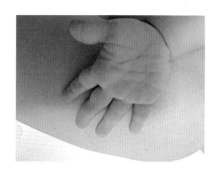

뜨거운 물로 계속 씻고 스텐 볼에 뜨거운 물을 담아 계속 담가주었어요. 녀석은 "아파~ 아파요~" 하면서 훌쩍거리고 ㅎㅎ 저는 태연하게 1부터 10까지 숫자를 세어줬어요. 이런 처치를 하기까지 10초도 안 걸렸어요.

그렇게 15분쯤 지났을까…… 중간중간 손가락을 살피면서 괜찮은 것 같아 수건으로 손을 닦아주며 "이젠 안 아프지? 만지면 안 돼!! 아픈 거야!" 했더니 웃으며 "네!" 했어요.

불과 세 시간 전에 있었던 일이에요.

예전에도 똑같은 녀석이 똑같은 밥솥에 손을 데어서 후기를 쓴 적이 있었는데…….

데고 난 직후의 사진은 없어요, 바로 응급조치를 해서^^;;

저녁밥 먹고 책 보던 아이 손을 찍은 사진입니다.

원장님이 알려주신 방법을 몰랐다면 지금쯤 애 셋을 데리고 병원에 다녀와서 녹초가 되고, 병원 다닐 생각에 스트레스 만땅이었을 워킹맘이었을 거예요.

정말 너무너무 감사합니다. 시간, 돈, 심리적으로도 정말 최고예요!!!!!

1도 화상으로 판단됩니다.

화상은 늘 갑작스러운 상황을 만들기 때문에 물 온도를 맞추기 위해 온도계를 찾는 것도 당황스러울 때는 어려운 일입니다. 그래서 40도의 온도가 어느 정도나 되는지 몸으로 알아두는 것이 정말 중요합니다.

대중탕 열탕 온도가 40도입니다. 화상을 입지 않은 부위로 재보면 쉽게 확인할 수 있습니다. 손을 데었다면 팔꿈치로 재봐도 됩니다.

엄마가 아기 화상을 인지하고부터 초기 응급조치가 이루어지는데 10초가 안 걸렸다니 정말 스피디한 응급조치였네요. 화상에 있어서의 응급조치는 빠를수록 효과적입니다.

15분 정도 온수 응급조치만으로 간단히 해결된 것으로 미루어 볼 때 1도로 예상되지만 빠른 응급조치의 힘을 고려하면 표재성 2도 화상이었을 가능성도 있다고 생각됩니다.

빠른 응급조치로 금방 아무 일도 없는 것처럼 되었으니 가장 잘 치료한 사례로 보입니다.

아기 분유 타려고 끓인 물을
비몽사몽 중에 발등에 쏟았어요

새벽에 잠이 덜 깬 상태에서 아기 분유 타다가 끓이고 보온병에 넣어둔 물을 발에 쏟았어요.

화장실에서 온수 틀어놓고 한참을 대고 있었어요. 첨엔 너무 따갑고 쓰라리더니 시간 지나자 감쪽같이 괜찮아지더라고요. 그 이후에는 통증도 흉터도 없어요.❶

2013년 11월에도 같은 부위에 화상을 입은 적이 있어요. 끓인 직후의 라면을 발목 부위에 쏟았습니다. 찬물에 화기를 빼고 바로 화상 전문 병원으로 갔습니다. 한 달 입원해 있는 동안 매일 드레싱하며 살을 긁어내고 관절 부위라 움직이면 안 좋다고 반깁스까지 하고 침대 신세에…… 꽤 오래된 일인데 지금도 오래 서 있거나 오래 걸으면 발목 부분의 살이 가렵고 땅기고 그래요. 병원비

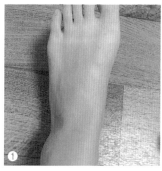
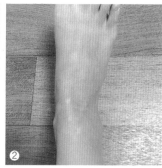

수백에 흉터 연고 무슨 로션 다 써봤는데 어쩔 수 없더군요.❷

되돌릴 수 없는 흉터이지만 이젠 이렇게 남지 않도록 잘 대처할 수 있는 인생의 큰 경험 했다 여기렵니다 ^^

ᅡ 살림닥터의 한마디 ᅵ

표재성 2도 화상으로 판단됩니다.

표재성 2도 화상의 경우 얼마나 빨리 적절한 응급조치를 하느냐에 따라 물집이 전혀 생기지 않을 수도 있습니다.

화상 발생 후 5분 내로 적당한 온도의 더운물에 환부를 모두 담그고 충분히 유지한다면 가장 빨리, 쉽게 치료됩니다.

예전 화상은 심재성 2도 화상이었던 것 같습니다.

아주 잘 치료하신 모범 사례로 보입니다.

걸음마 중인 아가가 업소용 3단 밥짓기 기계 옆면을 손바닥으로 짚어 화상을 입었어요

급박하고 놀란 마음에 아이와 사투를 벌이느라 인증샷을 찍을 게 없네요. 지금은 멀쩡한 손바닥뿐이라서……

아이 씻기려고 수건 가지러 간 사이 사고가 나서 이미 첫 조치는 찬물에 손이 담긴 상태.

아이를 안고 욕실의 따뜻한 물에 바로 손을 담갔어요.

그 뒤는 해보신 분만 알 듯싶어요.

진짜 죽으라고 웁니다.

그래도 아이 씻기려고 욕실에 따뜻한 물 받아놓은 게 얼마나 다행이었는지…….

아이는 자지러지게 울고 욕조 물은 따뜻한 상황에서 신랑이 욕실에 들어왔어요.

처음엔 욕조 물이 뜨거워서 놀랐지만 아이 손이 괜찮아지는 걸 함께 보게 되었죠.

한 10분 정도 지나니 벌겋고 퉁퉁 부었던 손가락이 가라앉고 색도 원래대로 돌아왔어요.

신기하게 그 후론 물에 손을 담가도 울지 않았어요.

욕조 물이 식은 것 같아 다른 대야의 물을 추가해 온도를 높이자 아프다며 찡찡대더니 금세 안 아픈지 장난감을 가지고 놀더라고요.

많이 울어서 목은 쉬었지만 너무 멀쩡해진 손 덕분에 모두들 생각보다 많이 안 다쳐 다행이라는 말들뿐이네요.

아이 키우면서 안 아프고 안 다치게 키우긴 어렵지만 안아키 덕에 아이를 위해 최선을 다하는 것을 알게 되면서 최소한의 처치로 병원과 약에 의존하지 않게 되어 기쁩니다.

표재성 2도 화상으로 판단됩니다.

아이들은 피부가 얇기 때문에 사소한 열기로도 2도 이상의 화상을 입는 경우가 많습니다.

또한 처음 뜨거운 물에 담그면 일시적인 통증의 강화 때문에 놀라서 울음을 터뜨립니다.

게다가 오랜 시간 그 상태를 유지해야 하기 때문에 엄마들이 더 난감해지는 경우가 많습니다.

그러니 주변에 사람이 있는 경우라면 젖병이나 먹거리, 장난감 등 심리적 안정을 위한 것을 준비하는 것이 좋습니다.

아직 말을 하지 못하는 아기들의 경우 얼마나 아픈지 물어볼 수는 없지만 아기들은 아프면 울고 안 아프면 울지 않는 단순한 반응을 보이기 때문에 잘 관찰하면 통증의 정도를 충분히 확인하고 조치할 수 있습니다.

아기가 스팀다리미에 발가락을 데었어요

스팀다리미 전원 켜놓고 깜빡했어요.

아기 머리 말려주려고 머리 끈 풀다가 갑자기 자지러지게 우는 바람에 아차 싶었죠.

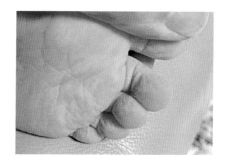

아기 안고 부엌으로 뛰어가서 온수를 튼 뒤 "뜨거워요!" 하고 우는 아기 발을 "여기야? 여기야?" 하며 물에 넣고 확인했어요.

5분 정도 울고불고하더니 10분쯤 뒤에는 안정되기 시작했어요.

15분 지나니 안 아프대요.

20분 정도 지난 후 꼭지 잠그고 그제야 발을 자세히 봤네요.

아이 안고 계속 유지하느라 왼쪽 팔이 후덜덜했지만 그게 뭐 대순가요.

발가락 네 개가 다 살짝 발개져 있었는데 물기 다 마르고 쪼글거리는 상태에서 보니 아무렇지도 않아요~!!!

흔적도 없네요.

정말 안아키에 감사드려요.

예전 같았음 찬물부터 찾았을 텐데…….

내일 아침 다시 살펴봐야겠지만 화상 후 늘 당연했던 쓰라림이 없는 것만 봐도 엄지 척! 안아키!!!

다리미의 증기에 노출된 시간에 따라 다르겠지만 1도 내지는 표재성 2도 화상으로 판단됩니다.

빠른 응급조치로 잘 대응하셔서 쉽게 해결하셨네요.

응급조치를 아주 잘하셨는데 이후 대응도 기왕이면 양말이라도 신겨놓으시는 것이 좋지 않았을까 생각됩니다.

1도였다면 상관없지만 2도였다면 아가들은 피부가 약해서 회복 중이라 하더라도 걸어 다니는 동안 환부가 압력에 밀리면서 없던 물집을 만들 수도 있었습니다.

이런 경우 응급조치가 끝나고 얇은 양말이라도 신겨두면 완치를 확인할 때까지 훨씬 안전하게 치료하는 방법이 됩니다.

차 안 시거잭을 만져 손가락을 데었습니다

제가 잠시 정차하고 전화 통화를 하던 중 아이가 차 안에서 놀다가 시거잭을 만져 손가락을 데었습니다.

아이가 점점 고통스러워하며 울기 시작…….

저는 당황했고 머릿속엔 오로지 뜨거운 물!

숙소로 돌아가야 하나? (여행 중이었습니다.) 고민하다가 편의점에 가면 뜨거운 물이 있겠다는 생각이 들었습니다.

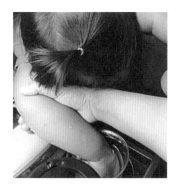

다행히 텀블러가 있어 뜨거운 물 받고 생수 한 병 산 뒤 차 안에서 물 온도에 맞춰 아이 손을 잡고 억지로 넣었습니다.

아이는 울다 지쳐 잠들었고 30~40분 이상 손이 쪼글쪼글해질 정도로 담갔습니다.

이후 아이는 아파하지 않았고 물집이 잡혔지만 그냥 두었더니 자연스레 떨어지고 사흘째인 지금은 흔적도 없습니다.

뜨거운 물로 화기 빼는 걸 직접 경험하니 정말 신기했습니다.

안아키, 감사합니다.

살림닥터의 한마디

제가 평소에 화상은 시뮬레이션을 해두라고 늘 강조했습니다.

외출 중 길에서 이런 일을 당했을 때 꼭 기억해두면 요긴하게 쓰일 것이라 생각됩니다.

어떤 엄마는 아이가 온수 찜질로 아파할 때 함께 욕조에 들어앉아 젖을 물렸다고 합니다.

참으로 지혜로운 방법들인 것 같습니다.

시거잭을 손으로 잡았으면 아무리 약해도 표재성 2도 화상은 되었을 것입니다.

일반적인 기준으로 볼 때 병원에서 치료해도 2~3주는 걸릴 일입니다.

텀블러라는 작은 용기의 한계와 계속해서 온도를 맞추기 힘든 조건 때문에 사흘이나 걸린 것은 안타깝지만 그래도 그냥 두었더라면 오히려 사흘 동안 아이가 쓰라리다고 울며 칭얼거려서 더 고생했을 것입니다.

그래도 결국은 3일 만에 완치되었으니 그냥 두었을 때와 비교하면 많이 앞당겨 치료한 것이네요.

완전하게 못해도 조금이라도 하는 것이 훨씬 낫다는 걸 깨닫게 해주는 사례입니다.

젖병 소독하다가 데었답니다

열탕 소독하려고 끓는 물에 유리 젖병을 넣었는데 오른 손목에 뜨거운 물이 펑펑 하고 튀어서 데었어요.

얼른 싱크대 온수를 틀어 덴 부분에 한참 동안 흘려주었습니다.

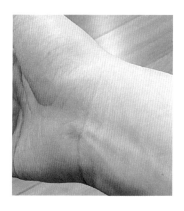

화끈화끈? 따끔따끔?

하지만 참을 만해요.

안아키 모를 때 차디찬 물에 열기 뺀다며 사서 고생할 때보단 훨 낫죠.

암튼 그러고 나서 이것저것 집안일과 육아로 잊고 있었어요.

어차피 수유 때문에 약 바를 생각도 못하고 있었는데 오늘 아침에 보니 흔적도 없어졌네요.

막 데었을 때, 빨갛게 되었을 때 사진을 찍어놔야 했는데…….

손목 위에 5백 원짜리 동전 두 개 크기 정도로 아주 빨갰답니다.

<table>
<tr><td>살림닥터의 한마디</td></tr>
</table>

1도 화상으로 보입니다.

응급조치를 잘하셔서 금방 없던 일로 만드셨네요.

하지만 이런 경우 역시 응급조치를 제대로 하지 못했다면 쓰라림으로 고생할 수 있고, 혹시라도 외부 감염이 겹치면 2도 화상처럼 치료 기간이 오래 걸릴 수도 있습니다.

역시 응급조치는 빠른 대응이 핵심입니다.

커피포트 증기 구멍에 화상을 입었어요

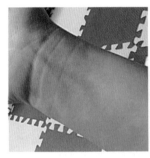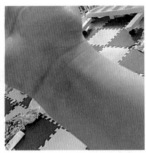

왜 그랬는지 커피포트 증기 나오는 쪽으로 뚜껑을 열었어요.

당연히 손목에 증기가 그대로 닿았고, 아이를 안고 있던 상황이라 몇 분 뒤에 바로 싱크대로 가서 온수를 틀어 닿게 했어요.

우와~~~!

진짜 말도 못하게 아팠어요, 계속, 계속.

심한 화상이 아니었는데도 딱 죽겠더라고요.

그래도 10~15분 정도 계속하다가 아이 때문에 못하고 찜질팩으로 세 번 정도 찜질했어요.

다음 날 보니 살짝 빨간 부분이 있었지만 아무렇지도 않더라고요.

아, 진짜 안아키 알고 화상부터 공부한 거 넘넘 잘한 것 같아요.

심하진 않았지만 진짜 화상의 답은 따뜻한 물이에요.

전 40~42도의 물로 했어요.

살림닥터의 한마디

응급조치를 해보면 통증의 강도로 화상의 정도를 판단할 수 있습니다. 죽겠더라, 살이 타는 것 같더라 하는 식으로 표현하는 사람들은 2도를 넘은 경우입니다.

이 경우 역시 통증의 강도로 봐서 표재성 2도 화상인 것으로 판단됩니다.

응급조치를 하면서 느낀 유난히 심한 통증은 손목 안쪽, 즉 표피가 얇은 부위라 그랬던 것 같습니다.

표재성 2도 화상인 경우 응급조치의 시작 및 유지 시간에 따라 치료 기간에 큰 차이가 납니다.

초기 응급조치는 10분을 조금 넘겼기 때문에 충분하지는 않았다고 생각됩니다만 이후에도 찜질팩을 활용하셔서 치료 효과가 연속적으로 작용할 수 있었던 것 같습니다.

육아 때문에 내 몸이지만 내 맘대로 할 수 없는 때가 많은 엄마들은 이런 방법도 알아두시면 좋을 것 같습니다.

발등에 뜨거운 물을 쏟았어요

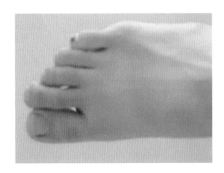

아기 젖병 열탕 소독 후 냄비를 들어 옮기다가 방금 전까지 팔팔 끓던 물을 발에 쏟았어요.

양말을 벗고 살피니 발등이 빨개져 있었고 쓰라렸어요.

급히 대야에 따뜻한 물 받아 5분쯤 담그고 있던 중에 아이가 울어서 발을 빼고 달려갔는데 칭얼거림이 생각보다 길어져 달래느라 발이 점점 식어가고 있는 게 느껴졌어요. 어쩌지 하다가 두꺼운 수면 양말을 신고 하루 종일 지냈는데…….

까맣게 잊고 있다가 밤에 자기 전에 양말을 벗으니 쓰라렸던 흔적은 온데간데없고, 남편한테 "오늘 발에 뜨거운 물 쏟았어"라고 말했던 게 민망할 정도로 멀쩡했어요.

너무 신기했어요.

감사해요, 안아키 ㅎㅎ ^-^

1도 화상으로 판단됩니다.

1도 화상이라 하더라도 최소 20분은 응급조치를 지속해야 하는데 너무 짧은 시간 온수 찜질을 해서 경과가 빠르지 않았다고 보입니다.

하지만 수면 양말이라는 보온 조치를 함으로써 그나마 부족했던 응급조치 시간을 늘리는 효과를 낼 수 있었던 것 같습니다.

엄마들의 아이디어는 참 대단하네요.

하지만 다음부터 이런 일 생겼을 때 일단 온수에 담근 다음 통증이 가라앉은 뒤에 양말을 벗고 환부를 확인하세요.

2도 이상이었다면 양말 벗다가 껍질이 탈락될 수 있었을 것 같습니다.

1도 화상이라 다행이었다고 생각됩니다.

조리하다 끓는 국물이 튀어서
가슴 부위에 화상을 입었어요

백숙 만들며 닭 뒤집다가 끓는 물이 왕창 튀어 국자 모양으로 화상을 입었습니다. 신랑 말로는 식구들 먹이려다가 다친 영광의 상처라며……ㅋㅋ

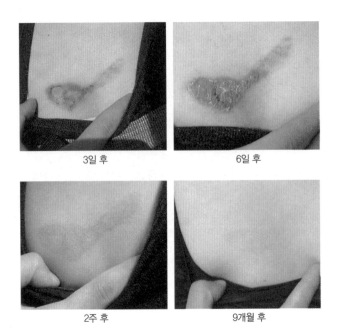

3일 후　　　　　　6일 후

2주 후　　　　　　9개월 후

　첫 화상이라 당황해서 찬물 먼저 댔다가 아차 싶어 견딜 수 있을 만한 온수로 찜질했어요.

　그 후 일주일간은 찜질팩 데워서 수건에 말아 온열 찜질을 수시로 했어요. 통증이 올 때 온열 찜질을 하면 통증이 가라앉더라고요. 물집은 소독한 바늘로 터뜨려 물만 빼냈고 상처를 햇볕에 말리고 나면 윤포 진액을 바르길 반복했어요.

　지금은 화상이 있는지도 잊고 지내네요. 가까이서 봐야 보일 정도입니다. 만약 처음에 찬물 갖다 대지 않았다면 저만큼 남은 흉터도 아예 없을 수 있었겠다 싶기도 해요.

그 뒤 천방지축 둘째가 작은 화상 두세 번 더 입었는데 바로바로 온수 응급처치 후 물집은 소독한 바늘로 터뜨려 물 빼고 햇빛 쬐기를 반복했더니 지금은 흉 하나 없어요.

저는 앞으로도 살면서 화상 입게 되면 온수 처치를 계속할 생각입니다. 이 방법을 알려준 안아키 카페에 무한감사할 뿐이에요 ^^

살림닥터의 한마디

심재성에 가까운 표재성 2도 화상으로 보입니다. 응급조치를 잘 하셨고 이후 관리도 꽤 꾸준히 하신 것으로 보입니다.

본인 말대로 처음에 잠깐이라도 찬물 응급조치를 하지 않았더라면 더 빨리 잘 낫지 않았을까 생각됩니다. 찬물이 닿을 경우 물집이 생기는 양상에서부터 차이가 나게 됩니다. 그래도 이후 물집 관리를 제대로 알고 계셔서 끝까지 조치가 잘된 것 같습니다.

흉터만 빼고는 딱지 떨어지기까지 2주 정도 걸리셨네요. 더운물로만 했을 경우와 비교하면 일주일 정도 차이가 나는 치료 기간에 해당됩니다.

그래도 현재 상태가 아주 양호하고 색소침착도 없어서 시간이 경과하면 완전히 회복될 것으로 보입니다.

육아 중에 본인 치료하는 것이 참 어려운데 그래도 꾸준히 하시느라 고생 많으셨습니다.

표재성 2도, 심재성 2도
화상 치료 사례

뜨거워진 스텐 채반에 왼손 엄지 중지 화상을 입었네요

가스레인지에서 냄비에 든 국을 데운 다음 생각 없이 옆에 있는 채반을 치우려고 손을 댔는데 냄비 데우던 불에 달았나 봐요.

하던 거 다 멈추고 따뜻한 물에 손을 넣었어요.

처음엔 42도쯤 시작해서 48도까지 높여가며 담갔네요. 그렇게 30~40분 지난 다음 손을 꺼냈어요.

남편은 자기도 스텐 채반에 화상 입은 적 있다고, 순식간에 뜨거워진다고, 며칠 고생하겠다며 제법 아플 텐데 하고 말했습니다.

화상 직후 사진은 없고요, 물에 담가서 다른 손까지 쪼글해진

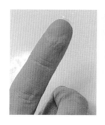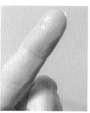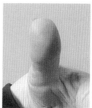

사진이네요.

잠들기 전에 제 손 보여주니 적잖이 놀라네요.

피부가 약간 땅기고 따끔한 느낌은 있는데 자고 나면 다 나을 것 같아요.

덤벙거리는 엄마, 오늘 제 몸으로 직접 화상엔 더운물이 답이라는 걸 또 느끼네요.

살림닥터의 한마디

표재성 2도 또는 심재성 2도 화상으로 판단됩니다.

온수 찜질 후 환부가 부풀어 올랐다면 표피가 일부 변질되었다는 뜻입니다.

표피 변질이 발생한 경우 대개 수포가 생기고 표피가 각질로 떨어져 나오는 과정을 거칩니다.

수포가 그대로 가라앉아도 며칠 지나면 다시 각질이 생기면서 조금씩 떨어져 나오게 됩니다.

하지만 40도 이상의 온수에 빠르게 응급조치를 한 덕분에 이 경우는 그대로 가라앉은 것으로 보입니다.

화상의 정도가 심할수록 최초 응급조치는 40도보다 좀 더 높은 온도의 물이 효과적입니다.

하지만 45도를 넘기지 않는 것이 좋습니다.

갓 돌 된 아기 얼굴에 끓는 물이 쏟아졌어요

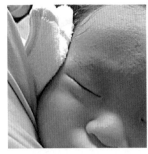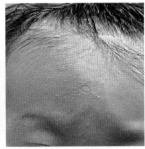

친정에서 커피 마시려고 끓인 물을 컵에 붓는데 아직 잘 걷지 못하는 아기가 컵을 치는 바람에 끓는 물이 얼굴에 쏟아졌어요.

제가 얼른 안고 화장실로 갔는데 머리와 얼굴에 묻었던 물이 제 팔에 닿았을 때도 뜨겁더라고요. 화장실에서 어떻게 해보려니 얼굴이라 물을 부을 수가 없더군요.

그래서 친정엄마가 아기를 포대기에 싸서 앞으로 안고 저는 따뜻한 물 받아서 수건 적셔 얼굴에 계속 대주었어요.

수건을 올리면 울고 수건이 식으면 울음 소리가 내려가고 그러면 또 수건 바꿔주고 그럼 또 아기가 자지러지고…….

응급조치는 심하지 않은 경우 20~30분이면 된다던데 뜨거운 물에 푹 담글 수 있는 상황이 아니어서 쓰라림을 안 느낄 때까지 하는 것이 맞겠다 생각했어요. 아이가 수건 바꿔도 별 반응을 안 보일 때까지 계속하자 맘먹고 하다 보니 무려 두 시간 반이나 했더군요.

아기는 한 시간 반 지나니 코 골고 잤어요.

저녁에는 뛰어다니며 놀고 밥도 잘 먹고 잠도 잘 잡니다.

부은 자리가 가라앉으면서 피부가 검어졌네요.

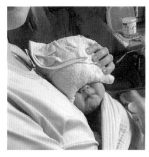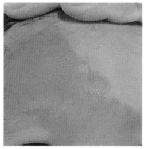

엄마는 제가 하자는 대로 하시면서도 화상 전문 병원 알아보라고 소리 지르시는 한편 당장 약이라도 사오라며 동생을 약국에 보내고, 결국 약국 간 동생이 국소마취 패치를 들고 왔는데 약사가 그냥 병원 가라고 했다네요.

안아키가 뭔지 모르는 친정 식구들 때문에 제가 조치하기 전에 변수(찬물 응급조치) 생길까 봐 애 들고 화장실로 먼저 뛰어가면서도 화장실 수도꼭지를 제가 사수하지 못하게 될 걸 더 걱정했어요.

화상은 미리 공부해둔 덕분에 따뜻한 물로 열만 잘 빼주면 큰일 아닌 것을 알고 있어서 얼굴에 쏟아졌는데도 침착할 수 있었던 것 같아요.

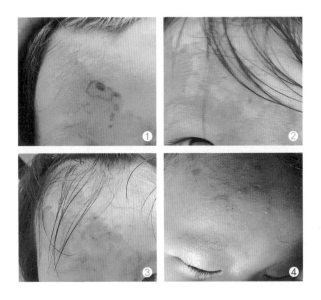

이틀 동안 온찜질 몇 번 해주고 그대로 두었어요. 껍질이 한두 군데 벗겨지고 전반적으로 색깔이 옅어졌어요.❶

3일째 진물도 나지 않고 가피가 생기기 시작해서 습윤포도 발라주었어요.

4일째는 눈썹을 올리면 주름이 자글자글하더라고요.❷

가려운지 이마를 자꾸 긁더니 5일째가 제일 험해 보입니다.❸

6일째부터는 가려움을 느끼지 않는 듯 손을 안 댔어요. 그리고 딱지도 종잇장처럼 많이 떨어져 나왔어요.

7일째 사진입니다.❹ 이제 조금만 더 견디면 다 나을 것 같아요.

┌─────────────────┐
│ 살림닥터의 한마디 │
└─────────────────┘

표재성 2도 화상과 심재성 2도 화상이 겹친 경우로 판단됩니다.

얼굴의 경우 숨 쉬는 것 때문에 물에 담그기가 어렵고 온찜질을 한다 해도 초기에는 아플 때 고개를 마구 돌리기 때문에 환부를 보호하기가 쉽지 않습니다.

그래도 마침 친정 나들이 중이라 도와줄 사람이 곁에 있어 천만다행이었네요.

이런 경우 초기에 뜨거운 물로 응급조치를 하기는 어렵습니다.

충분히 뜨거운 물로 했더라면 더 짧은 시간에 더 쉽게 나았으리라 예상되지만 현실적 여건상 더 잘하기가 어려웠을 거라고 생각됩니다.

얼굴은 누구나 화상을 입으면 제일 놀라고 걱정되기 마련이라 이만큼 침착하기도 쉽지 않았을 것으로 생각됩니다.

그래도 엄마가 침착하게 잘하셔서 아기가 잘 낫고 있는 것으로 보입니다.

끓인 물을 유리병에 담다가
유리가 터지면서 화상을 입었어요

늘 쓰던 병인데 그날따라 유난히 추워서 온도 차가 너무 컸던 탓인지 터져버리더라고요.

맨 처음에 떠오른 생각은 시뮬레이션한 대로만 하자였고 그 자리에서 욕실로 직행했어요.

날이 차가워서인지 물이 차오르는 데 시간이 꽤 지체되어 이미 착색이 많이 되었더군요. 물집도 잡히고……

처음 온수가 차오르면서 화상 부위에 닿았을 때는 극심한 통증에 숨도 제대로 못 쉬겠더라고요. 그렇게 20분은 괴롭다 느꼈는데 그 이후엔 통증이 줄어드는 것을 확연히 느꼈어요. 한 시간은 있었던 것 같아요.❶

온수에서 나와 옷을 입을 때 다시 통증이 느껴졌지만 황토 찜질 기구로 틈틈이 찜질했고요, 그 이후엔 아가들 씻길 때 함께 욕조

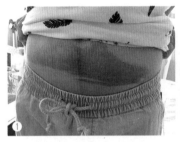
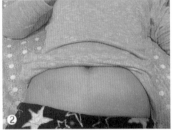

에 더운물 받아서 치료했어요.

첫날 상담글 올렸을 때 온찜질을 지속적으로 해주라고 조언하셔서 그렇게 했더니 통증은 이틀 만에 사라졌어요.

저는 켈로이드 피부여서 사소한 상처도 화상 흉터처럼 남기 때문에 걱정이 컸는데 아예 없던 일처럼 나았어요.❷

살림닥터의 한마디

표재성 2도 화상을 입은 것으로 보입니다.

켈로이드 피부여서 더욱더 걱정스러우셨겠습니다.

켈로이드 피부인 사람들은 가벼운 찰과상에도 떡살이 생기기 마련이어서 말입니다.

화상 치료의 효과에서 보여준 결과를 토대로 켈로이드 피부인 사람이 피부에 상처가 났을 경우 최대한 온찜질 방식으로 치료를 도우면 어떨까 하는 생각도 해보게 됩니다.

물론 당장 적용한다는 것은 아니지만 그런 쪽으로 연구해볼 필요가 있다고 생각되네요.

빠른 응급조치 그리고 잘 나으신 것 모두 정말 다행이라고 생각됩니다.

4개월 만에 흉터 하나 없이 깨끗이 나았으니 햇빛도 큰일 했다는 생각이 듭니다.

돌쟁이 아기가 끓여놓은 물이 든 주전자를 엎질러 다리 전체 화상을 입었어요

돌 지난 아이가 주전자에 물 끓인 걸 만지면서 엎지르는 바람에 왼쪽 허벅지 뒤부터 발목까지 화상을 입었어요.❶

물집이 잡혔으니 2도 화상쯤 되지 않았을까 싶어요.

욕조에 온수 받아 첫날은 네 시간 온수욕을 했어요. 겨울이어서 그런지 제일 뜨거운 물 받았는데도 물 온도가 36~38도 정도였어요.

40도의 온수에다 겨울이 아니어서 물이 금방금방 식지 않았다면 네 시간은 걸리지 않았을 거예요.

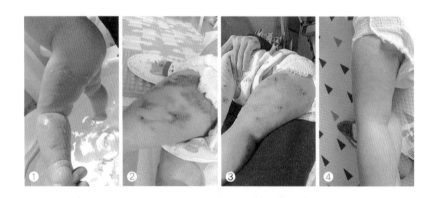

저 같은 경우 첫날 빼고 둘째 날부터 일주일은 한 시간 반 동안 계속 온수욕을 시켰어요.❷❸

8개월 후 오늘 사진,❹ 정말 많이 깨끗해졌죠. 발목 아토피도 많이 깨끗해진 상황이에요~.

햇빛 샤워도 해줬다면 하얀 흉도 벌써 사라졌을 텐데 하는 생각도 해봤네요ㅎㅎ

안아키 사태로 화상에 웬 뜨거운 물이냐 반문하실 분들을 위해 후기를 꼭 남기고 싶더라고요~. 화상에 40도 온수로 치료하란다고 사람 죽일 생각이냐 하는 글들도 봤었는데…….

36~38도는 따뜻하다에서 뜨뜻하다 정도이고~ 아기들이 배 속에 있을 때 양수의 온도이기도 해요~.

┌─────────────────┐
│ **살림닥터의 한마디** │
└─────────────────┘

발목은 표재성 2도, 엉덩이 부분은 심재성 2도 화상으로 판단됩니다.

초기 응급조치가 충분히 잘된 덕분에 심재성 2도 화상 부분까지도 표재성 2도 화상 수준으로 잘 나은 것 같습니다.

이런 경우 초기 응급조치를 충분히 해주지 않으면 3도 화상으로 깊어지기도 합니다. 엄마가 너무 잘 알고 조치해주셔서 잘 나은 것 같습니다.

아기들이 화상을 입으면 화상 그 자체로도 마음이 아프지만 통증이 오래 유지되기 때문에 아이들 찡찡거리고 우는 모습 보는 것도 보통 일은 아니죠.

그런데 안아키식 응급조치는 처음에만 아프다고 울고불고할 뿐 금방 통증이 없어지니까 아이들이 울지 않고 잘 놀아서 그 점이 정말 편하고 좋은 것 같습니다. 수고 많이 많이 하셨습니다.

컵라면의 물이 쏟아지면서
다섯 살 아이 가슴과 허벅지에 화상을 입었어요

컵라면에 물을 부어놓고 다른 걸 준비하는 동안 아이가 컵라면의 물을 허벅지와 가슴에 쏟아버렸어요.

아이 친구 맘이 열을 빼야 한다며 순식간에 찬물을 부어버렸지만 제지시키고 대야를 빌려 적당히 뜨거운 물을 받아 손수건에 적셔서 환부에 대고 하는 응급처치를 했습니다.

허벅지 피부를 보니 물집이 잡힐 것 같아서 부랴부랴 집으로 데

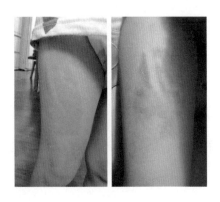

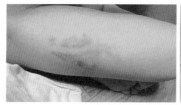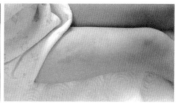

려와서 따뜻한 물속에 있게 했어요. 그리고 아이가 자는 밤 내내 온찜질했고요.

아침에 보니 가슴 쪽은 흔적도 없고요, 허벅지는 처음보다는 더 많이 괜찮아져 있네요.

첫날은 찜질할 때 아프다고 울었는데 다음 날부터 통증이 전혀 없어서 마음대로 활동했어요. 맨 마지막 사진은 2주 후 상태인데 사진이 실제보다 좀 더 흔적이 심해 보이는 것 같아요.

┌─────────────────┐
│ 살림닥터의 한마디 │
└─────────────────┘

홍반의 정도로 봐서는 표재성 2도 화상으로 판단됩니다.

찬물을 잠시라도 닿게 하면 이렇게 물집이 잡히는 것을 피하기 어려운 것 같습니다. 그래도 빨리 더운물로 후속 조치를 잘하셔서 허벅지 화상이 깊어지지는 않았네요.

초기 부종부터 물집, 딱지 같은 중간 변화 과정까지 잘 나타난 후기라 실질적으로 화상에 대한 조치를 하시는 분들에게 큰 도움이 될 것으로 생각됩니다.

가슴 부위는 찬물이 닿지 않았던 부위여서 더 빨리 잘 나은 것 같습니다.

그리고 이렇게 부위가 넓으면 병원에서 처치해도 힘들고 번거로운 일이 한두 가지가 아닌데 빨리 해결되어 정말 다행입니다.

아이가 발을 헛디뎌 넘어지면서
상 위의 국에 얼굴을 데었어요

둘째 출산하고 열흘. 첫아이가 초등학생이어서 둘째에게만 온 신경을 집중하던 때였습니다.

아이가 할머니가 차려주신 저녁 식탁으로 가며 발을 헛디뎌 넘어졌는데, 뜨겁다고 소리를 질렀어요. 알고 보니 뜨거운 국에 데어 얼굴 피부가 벗겨져 있었습니다.❶

화상이 심각한 것을 깨닫고 그동안 생각해왔던 대로 온찜질을 하려고 했어요.

그런데 아이 할머니께서 감자를 붙이거나 응급실로 가야 한다고 난리를 치셨습니다.

이때 정말 온 힘을 다해 할머니를 말리고, 뜨거운 물에 수건을 적셔 찜질을 해주었습니다.

아이가 많이 겁에 질려 있었고, 많이 아파했지만, 30분에서 한 시간 간격으로 수건을 갈아주면서 온찜질을 했어요.

이렇게 할 수 있었던 것은 그동안 화상을 입었을 때 어떻게 대처해야 할지 고민을 많이 했고, 다짐을 했기 때문입니다.

하지만 이렇게 다짐해온 저도 아이에게 온찜질을 해주면서 참 많이 두려웠어요.

과연 이 선택을 후회하지 않을지 말이에요.

그래도 저보다 더 겁에 질린 아이를 안심시키기 위해 침착하게 찜질을 해주었습니다.

2~3일째 상처 부위가 빨개지고 진물이 생겼어요.❷

이때가 가장 마음이 힘들고 정말 잘하고 있는 것일까 겁났던 시기였어요.

중간에 상처가 빨리 회복되길 바라며 한의원에서 침도 맞았습니다.❸

20일 정도 후, 생각보다 흉이 많이 남아서 속상하기도 했었죠.❹

그리고 50일 후, 역시 상처가 보이지만 선크림 하나 없이 5월

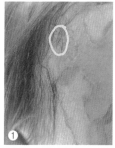
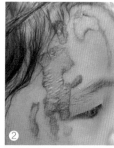
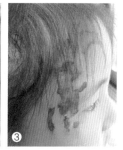

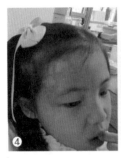 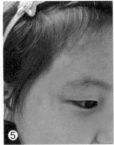 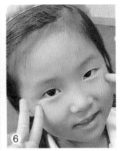

햇살과 당당히 맞섰습니다.❺

그다음은 약 5개월 지난 지금 모습이에요.❻

이제는 신경 써서 보지 않으면 모를 정도가 되었어요.

저희 아이 때문에 학부모들은 물론이고 교장 선생님께서도 전화를 주셨어요.

일반적으로 화상 상처는 자외선을 피하라고 하는데 아이가 상처 그대로 학교에 가니 모두들 기겁을 했겠죠.

저는 주변 사람들의 걱정하는 마음만 감사히 받았습니다.

지금도 많이 힘들고 불안해할 엄마들에게 저 또한 위로와 희망이 되었으면 하는 마음으로 화상 후기 적어봅니다.

안아키는 희망입니다~♡

┌ 살림닥터의 한마디 ┐

표재성 2도와 심재성 2도 화상이 겹친 경우로 판단됩니다.

얼굴은 다른 부위보다 피부가 얇기 때문에 같은 화상을 입어도 빨리 껍질이 벗겨지거나 화상이 더 깊어질 수 있습니다.

온찜질도 중요하지만 햇빛 치료가 정말 중요한데 다행히 엄마가 그 점을 잘 아셔서 제대로 치료하셨네요.

대부분의 경우 이럴 때 선크림을 많이 발라서 크림의 계면활성제 성분 때문에 색소침착이 더 심해지기도 합니다.

한의원에서 침까지 맞았다니 참을성이 대단하네요.

흥 없이 잘 나온 것은 씩씩하고 용감한 두 모녀의 승리의 결과로 보입니다.

반찬 만들다가 기름이 팔에 튀어 화상을 입었어요

반찬 만들다가 기름이 팔에 튀었어요.

바로 수도꼭지를 따뜻한 물로 돌려 틀어놓고 있었는데 통증이 심하더군요.

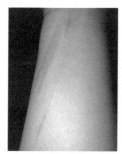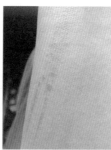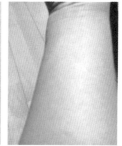

하지만 하루 지나니 손으로 만져도 아프지 않았어요.

2~3일 동안은 생각날 때마다 따뜻한 물 틀어서 갖다 대고 있었고, 그다음은 잊어버려서 따로 치료하지 못했어요.

그런데도 며칠 만에 저절로 딱지가 생기고 저절로 떨어지니까 참 신기해요.

신경 안 쓰고 있었는데 10일 만에 완전히 깨끗해졌어요.

살림닥터의 한마디

표재성 2도 화상으로 보입니다.

기름으로 인한 화상의 경우 사진에서처럼 선명한 모양을 보입니다. 그리고 아무리 빨리 응급조치를 해도 2도가 넘을 경우 기름으로 인한 화상은 표피가 탈락되는 과정을 거쳐야 낫습니다.

물은 피부에 묻었다가 쉽게 흘러내리지만 기름은 끓는점(비등점)도 물보다 높고 표피에 잘 흡수되기 때문에 접촉과 동시에 고온으로 인해 표피 변질을 유발합니다.

기름으로 인한 화상은 그래서 쉽게 3도로 확산됩니다.

반찬 만들던 중이라 부엌에 있던 덕분에 즉시 빨리 응급조치를 해서 잘 나은 것으로 보입니다.

더운물로 화상을 치료할 경우 얇은 딱지만 떨어지면 색소침착도 없이 아주 깨끗이 잘 낫습니다.

아기가 전기 프라이팬을 밟았어요

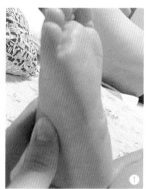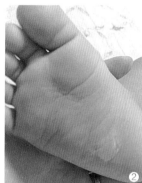

저녁에 고기 먹으려고 준비하던 불판을 아기가 밟았나 봐요.

시댁인데 손님들도 많이 계신 상황이라 응급조치를 할 수가 없었어요.

사소한 아픔으로도 한 시간은 족히 울 것을 알기 때문에 조금 눈치를 본 것이죠.

처음엔 별로 심해 보이지 않아서 별거 아니겠지 가볍게 생각하고 응급조치는 나중에 해도 될 것 같아서 아이를 달래려고 밖으로 데리고 나갔어요.

그런데 발이 점점 뜨거워져오는 것을 느꼈어요.

집에 들어와서 살펴보니 물집이 크게 하나 잡혔더군요.❶❷

더운물에 담그고 응급조치를 했어요.

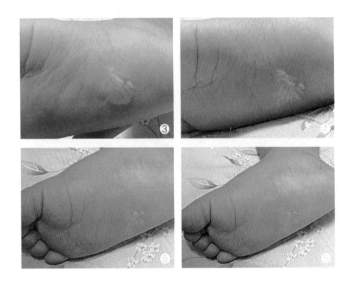

이틀째 수포를 터뜨리고 진물을 빼냈어요. ❸❹

어제랑 다르게 주변까지 붉은 것이 선명히 보였어요.

물집이 작게 또 잡힌 것이 보여 한 번 더 온찜질을 하려고 자는 애를 안고 욕실로 가서 뜨거운 물에 발을 담갔어요.

잠깐 자지러지게 울더니 10분이 채 안 되어 뚝 그치고 그대로 또 잠들어버렸어요.

애가 갑자기 울음을 멈추고는 물에 발을 담근 채로 잠들었어요. 저도 깜놀~!

30분 정도 되었을 때 들어와서 물기를 닦고 또 남은 진물을 닦아냈는데 딱풀로 붙이듯 살이 달라붙는 느낌이 들었어요. ❺❻

아침에 일어나더니 약간 절뚝거리긴 했지만 걷더라고요. 낑낑

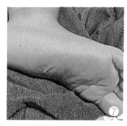 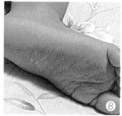 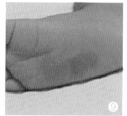

대진 않았어요. 오후 되자 모든 움직임이 정상이에요.❼❽

3일째 되었을 때는 물집도 더 이상 보이지 않고 약간 붉은 반점만 남은 상태로 아이는 잘 놀고 잘 잡니다.

이대로 잘 나을 것 같습니다.❾

┌─────────────────┐
│ 살림닥터의 한마디 │
└─────────────────┘

발바닥은 표피가 두꺼운 부위이기 때문에 화상을 입어도 대체로 가벼운 경우가 많습니다.

하지만 2도를 넘으면 다른 부위보다 통증이 심하고 손상이 오래 가거나 회복이 늦을 수 있습니다.

처음에 엄마가 보고도 괜찮은 것으로 생각하고 밖으로 데리고 나간 것은 발바닥 표피가 두꺼워 빨리 인지하지 못해서였다고 생각됩니다.

수포가 생긴 것으로 미루어 2도 이상인 것이 확실합니다.

외형상으로는 표재성 2도 화상이지만 발바닥의 체감 손상은 심재성 2도 화상입니다.

발바닥 화상이 이 정도로 빨리 호전된 것은 잘 치료한 것이고 다행스러운 일입니다.

발바닥 화상은 대부분 압박과 함께 발생하기 때문에 초기에는 심해 보이지 않아도 심각하게 생각하고 대처해야 하며 응급조치 후에도 양말을 신기거나 푹신한 쿠션 대용의 보완을 해주는 것이 안전합니다.

수포가 발생하면 대부분 주변으로 퍼지면서 환부가 커집니다.

발바닥 화상은 수포를 터뜨려주고 밴드를 덧대주고 자주 들여다보면서 수포가 생기지 않도록 관리해주는 것이 무엇보다 중요합니다.

끓는 물에 나물 데치다가
실수로 발등에 엎어서 화상을 입었습니다

불 위에서 끓던 물이라 더 뜨거웠던지 바로 더운물 받아서 응급조치했는데도 물집이 잡히면서 올라오는 게 눈으로 보이더라고요.

물집은 깊은 화상일수록 크게 많이 올라온다는 글을 봤기 때문에 온도계로 온도 맞춰가며 일부러 더운물에 하려고 45도에 맞췄어요.❶

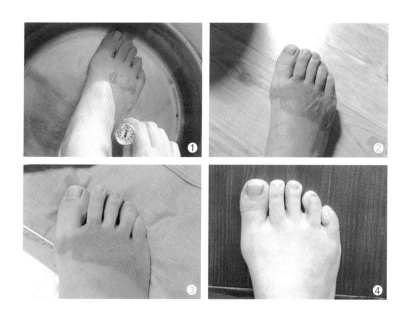

처음에만 아프고 화기가 빠지는 느낌이 들면서 점점 시원해집니다.

화기가 다 빠졌다고 느껴질 때까지 틈틈이 했어요.

통증이 완전히 사라지고부터는 햇빛 쬐기에 주력했고요.❷

물집은 소독한 바늘로 살포시 터뜨려서 가만히 눌러주었어요.

신기한 건 터뜨린 물집을 햇빛 쬐기 해주면 꼬득꼬득 말라서 피부가 벗겨지지 않게 도와줘요.❸

물속에 못 넣을 때는 핫팩으로 온도 조절해가며 거의 종일 대고 있었어요.

햇빛을 쬐고 있으면 물집에서 물이 조금씩 나오고 그다음엔 말라붙고 그렇습니다.

통증은 다음 날부터 없어져서 오랫동안 아리지 않은 것만도 좋았습니다.

화상 입던 날 봤던 지인이 엊그제 제 발등 보며 살색이랑 별반 차이 없이 잘 나은 것에 대해 놀랍다고 했습니다.❹

살림닥터의 한마디

심재성 2도 화상으로 판단됩니다.

화상은 다리로, 발로 위치가 내려갈수록 치료가 더 어렵습니다.

발등이 발바닥보다는 낫지만 신체에서 가장 낮은 부위에 속하기 때문에 진물이 멈추고 딱지가 앉는 것이 다른 곳보다 치료 기간이 오래 걸립니다.

게다가 어떤 자세로든 체중이 실리는 부위라 진물이 더 많이 납니다.

그런데 처음부터 높은 온도로 찜질하셔서 특별히 더 잘 나으신 것 같습니다.

진물 관리와 햇빛 쬐기에 주력하신 것이 의미 있었다고 생각됩니다.

아주 잘 치료되어 다행이지만 육아 때문에 가만히 앉아서 쉴 틈이 별로 없는 엄마들의 생활을 생각할 때 길지 않은 시간 동안이지만 정말 힘드셨을 것 같네요.

그래도 오래 아프지 않은 것만 해도 견딜 만했다 생각해야 할 듯합니다.

45도 온도에서 물집이 정리되고 피부의 부기가 빠지는 것이 보이네요. 의미 있는 자료 사진을 올려주신 것도 감사합니다.

7개월 된 아기가 손등에 화상을 입었어요

아기 데리고 손 씻기는데 다른 쪽 손이 더운 수건을 건드리는 바람에 갑자기 뜨거운 물이 아기 손등에 쏟아지면서 화상을 입었어요.

첫날 40분 정도 수유하면서 물찜질을 계속했고요, 물 밖에 나와서는 수건으로 감싼 찜질팩으로 화기를 빼줬어요.

둘째 날 정도만 물찜질할 때 괴로워하고 그 뒤로는 괜찮아졌

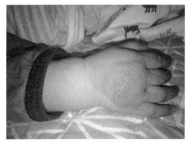
화상 다음 날

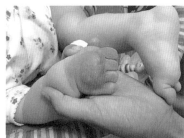
3일 후

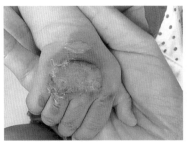
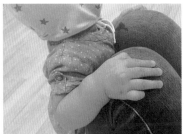

| 1주일 후 | 2개월 후 |

어요. 범보 의자에 앉혀서 손에 물찜질을 계속해주는 방법을 사용했습니다.

온찜질까지는 잘했는데 혹시라도 하는 마음에 비판텐을 발랐더니 피부가 꾸득해지지 못하고 연고 때문에 오히려 어두워지고 약해졌어요.

3일째까지는 껍질이 잘 유지되고 있었는데 교회 간다고 감싸다 보니 찢어지면서 떨어져버렸어요.

그래서 그 이후에는 안 발랐어요. 그 때문에 더 오래 걸리고 색소도 더 많이 남은 게 아닌가 싶네요.

┌─────────────────┐
│ 살림닥터의 한마디 │
└─────────────────┘

심재성 2도 화상으로 보입니다.

어른들이면 표재성 2도 정도였을 것 같은데 7개월 영아라 피부가 부드럽고 약해서 손상이 더 커졌을 것으로 생각됩니다.

화상은 수포를 관리하는 것과 표피를 사수하는 것만 잘해도 흉이 생기지 않습니다.

표피가 너무 일찍 떨어져 나가는 바람에 흉이 생길 뻔했지만 엄마가 꾸준히 햇빛을 잘 쬐어주셔서 가피가 빨리 생겼고 더운물 치료를 잘해주셔서 재생력도 자극을 받았던 것 같습니다.

약간의 색소침착을 남긴 것은 연고 때문이라고 하지 않을 수 없지만 시간이 좀 더 지나면 완전히 깨끗해지리라 기대됩니다.

그래도 1개월 만에 색소만 남기고 다 치료된 것은 아주 잘 치료된 것이라고 봐야 합니다. 마음이 많이 힘드셨을 텐데 아기가 나아서 다행입니다.

심재성 2도, 3도
화상 치료 사례

커피포트 끓는 물에 아이(16개월)가
오른쪽 손가락과 다리 전체에 화상을 입었어요

119를 불러 동네 대학병원 응급실에 간 뒤 찬물로 응급조치를 받은 후 입원을 했습니다.❶

병원에서 심재성 2도 화상 및 부분 3도 화상 진단을 받고 피부이식 필요성도 들은 다음 아무래도 흉이 심하게 생길 것 같아 불안한 마음에 1박 2일 동안 병원에서 해주는 치료를 받고 퇴원한 뒤 안아키식으로 치료하기로 했습니다.❷

안아키식 치료 첫날, 집에서 처음으로 40도 온수욕으로 찜질할

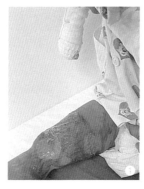
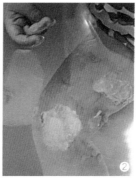

때 아이가 많이 아파하고 울더니 피곤한지 물에서 나오자마자 잠
들었습니다.❸

온수욕 후 잠든 아이의 다리를 햇빛에 노출해서 보니 온수욕하
기 전보다 상처의 붉은색이 짙어 보였고, 햇빛 쬐기 후 얇게 거즈로
감싸두었습니다. 온수욕할 때 외에는 전혀 아파하지 않았습니다.❹

안아키식 치료 둘째 날, 첫날보다 붉은색이 많이 줄어들었고,
햇빛 쬐기 후 물집 잡힌 자리를 소독된 바늘로 터뜨려 진물을 닦
아냈습니다.❺

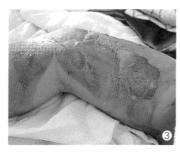
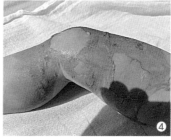

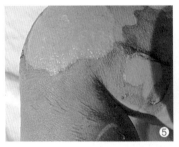
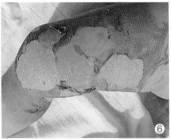

안아키식 치료 셋째 날, 온수욕할 때 훨씬 덜 아파했고 무릎 안쪽과 허벅지(화상이 심한 부위)에 희고 두꺼운 막이 생겼어요. 상처 부위의 먼지와 실밥 등을 보고 2차 감염이 걱정되어 병원에 갔더니 병원에선 아이의 시커멓게 죽은 피부를 벗겨내려고 했어요.❻

제가 하지 말라고 난리쳐서 드레싱 받고 상처 부위에 약 바르고 메디폼 같은 두꺼운 걸로 상처 부위를 감싼 후 나왔어요. 치료를 받으며 아이가 자지러지게 울어 두 번 다시 화상 치료 때문에 병원 가지 않겠다고 다짐했습니다.

안아키식 치료 넷째 날, 온수욕할 때 아이는 전혀 아파하지 않

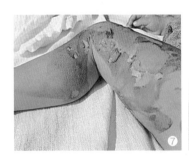
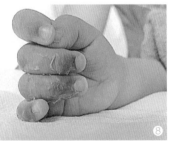

았습니다. 검은색으로 변했던 피부가 딱지처럼 부분적으로 떨어지기 시작하고 딱지가 떨어진 부위는 보통 때처럼 피부가 깨끗했어요.❼❽

안아키식 치료 다섯째 날, 무릎의 하얀 막이 점차 두꺼워지고 단단해졌어요.❾❿

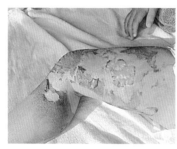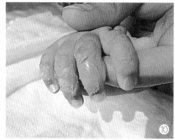

안아키식 치료 일곱째 날, 손과 다리의 얇은 껍질이 거의 다 떨어져 나가고 무릎과 허벅지의 흰 막이 점점 노랗게 변해가는 것을 볼 수 있었어요.

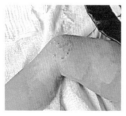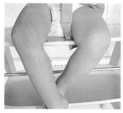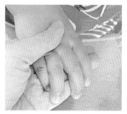

〈무릎 부분 변화 상태〉

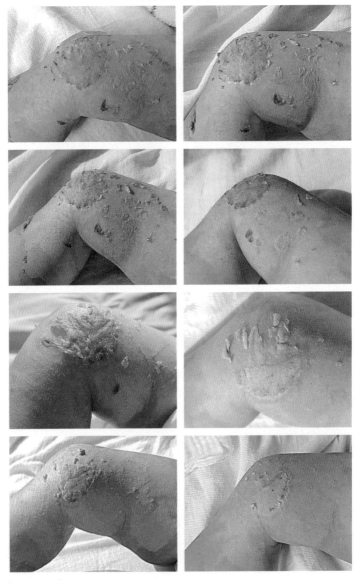

〈손가락 부분 변화 상태〉

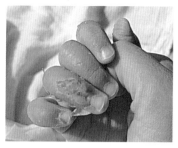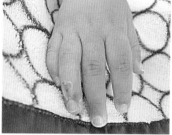

화상 첫날부터 2주 만에 옅은 반흔만 남기고 다 나았습니다. 기능상 아무 이상 없음이 확인되었습니다.

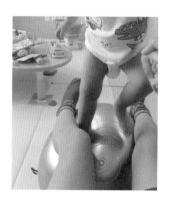

┌─────────────────┐
┊ 살림닥터의 한마디 ┊
└─────────────────┘

심재성 2도 화상과 부분 3도 화상으로 판단됩니다.

이 경우 어른이었다면 심재성 2도 화상을 넘지 않았을 텐데 피부가 약한 아이여서 3도 화상까지 발생한 것 같습니다.

첫날 찬물로 응급조치를 하는 바람에 화기가 피부 속까지 들어가 초기에 통증과 수포로 인한 진물이 발생했지만 다행히 빨리 안아키식 치료로 돌아서서 잘 나은 경우입니다.

화상 치료에서 피부 벗겨짐은 대단히 나쁜 조건을 만듭니다. 특히 치료 기간을 결정하는 데 무시할 수 없는 차이를 만들게 됩니다.

수포가 발생했다 하더라도 처음부터 끝까지 각질이 환부를 덮고 있을 경우 피부 재생을 위한 최적의 유수분 조절 조건을 유지할 수 있기 때문에 피부 조직이 빨리 안정되고 비후성 반흔을 막을 수 있습니다.

2주일 만에 이만큼 회복할 수 있었던 것은 아이의 세포 재생력이 어른보다 왕성해서 그렇습니다. 이 정도의 화상이라면 어른의 경우 잘 치료했다 해도 최소 3주는 걸렸을 것으로 보입니다.

아이들은 피부가 약해서 더 심한 화상을 입기도 하지만 반대로 세포 재생이 빠르고 강력해서 더 빨리 낫고 더 약한 후유증을 남기는 장점도 있다고 생각합니다.

네스프레소에서 갓 나온 아메리카노를 엎질렀어요

아기가 자지러져서 돌아봤더니 사고가 났더라고요. 커피 뽑게

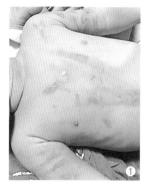
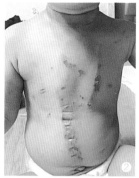

한 남편도, 그곳에 커피머신 둔 저도 너무 원망스러웠어요. 너무 놀라서 옷 확 벗기고(절대 그러지 마세요. 얼굴도 일광 화상처럼 벌게 졌고, 결국 나중에 껍질 벗겨지고 난 뒤에 새살 돋았어요 ㅜㅜ) 아기 안고 욕조로 달려가 뜨거운 물 받은 뒤 같이 들어갔어요.❶❷

아기는 더 자지러지고, 남편은 찬물로 해야 하는 거 아니냐, 병원 가야 하는 거 아니냐 얘기하는데 마음이 너무 힘들었어요.

화상 입은 부위가 상체와 팔 위쪽이라 목 밑까지 담그는 게 너

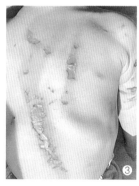
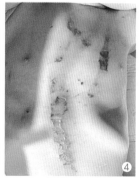

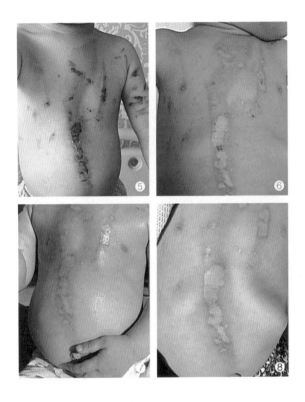

무 어렵더라고요. 30분 정도 지나니 울음 그치길래 물이랑 매실액 마시게 하고 얼굴에 부채질해가면서 독한 맘 먹고 두 시간 정도 욕조에 있었어요. 다행히 욕조 나와서 한숨 잤는데 아파하지는 않았어요. 잘 먹고 밤잠도 잘 잤어요.

일주일 만에 이만큼 나았습니다. ❸∼❽

아직 흉은 있지만 나머지는 시간이 해결해줄 거라 생각합니다.

안아키와 원장님 아니었다면 저도 아기 데리고 화상 전문 병원

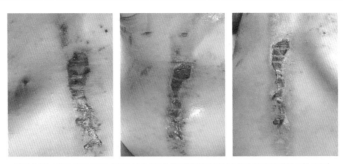

진물 나지 않고 바로 가피 형성 후 두껍게 말라가다가 한순간에 탈락되면서 회복된다.

〈가피가 두꺼워진 후 저절로 떨어질 때까지 경과〉

다니면서 매일 울었을 거예요.

여튼 이 화상 때문에 아기가 운 건 처음 온욕할 때 30분, 두 번째와 세 번째 온욕할 때 잠깐씩이에요.

뜨거운 거 조심하는 게 젤 우선이지만 이미 일어난 일이라면 흔들리지 말고 우리 아기를 위해 안아키하세요.

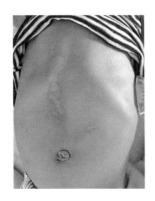

앞 사진은 3월 13일부터 시작된 상황이었고 현재(5월 말) 상태
는 흉이 점차 옅어진 상태입니다.

시간이 지나면 흉 없이 깨끗이 잘 낫겠죠?

심재성 2도에 부분 3도 화상으로 판단됩니다. 부분 3도 화상을
보이는 것은 아기인 까닭에 피부가 약해서 손상이 컸기 때문이라
고 생각됩니다.

엄마 스스로 쓰신 것처럼 화상을 입었을 때는 옷을 벗기려고 애
쓰면 안 됩니다.

누구나 마음은 빨리 환부를 확인하고 싶겠지만 일단 응급조치
를 하면서 부담 없는 상황이 되었을 때 천천히 확인해도 아무 문
제가 없습니다. 응급조치는 1도부터 3도까지 동일하니까요.

또 하나 주의할 점은 딱지가 앉았을 때 얼른 떼어내고 싶은 마음
이 든다는 것입니다. 아기도 살짝 가려움을 느끼기 때문에 자꾸 손
을 대어 새살이 충분히 올라오기 전에 딱지가 떨어질 수 있습니다.

따라서 평소 옷이나 거즈, 붕대로 환부를 공기가 통할 정도로
가볍게 감싸둘 필요가 있습니다.

배나 등의 경우에는 평소에도 옷으로 가리는 부분이기 때문에
깨끗한 옷만 잘 입혀놔도 따로 붕대를 사용할 필요가 없습니다.

엄마가 안아키식 화상 치료법에 대해 잘 숙지하고 계셨던 덕분

에 부종도 발생하지 않고 가장 편안하게 치료 과정이 지나간 경우로 보입니다.

뜨거운 물에 손을 집어넣어 팔뚝까지 심한 화상을 입었어요

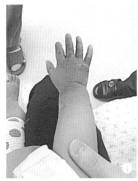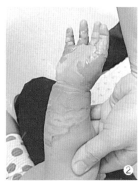

화상을 입자마자 병원으로 달려갔어요.

동네 의원→지역 큰 병원→타 지역 화상 전문 병원을 돌면서 결국 1개월의 긴 시간 동안 입원 치료를 하게 되었죠.❶❷

당연히 찬물로 응급조치를 했고 3일째까지 점점 퉁퉁 붓고 시커메지면서 가장 심해 보이는 상태가 되었어요.❸❹

그날부터 이것저것 바르고, 붙이고, 붕대 돌리고 그것도 모자라 양말까지 또 씌웠지만 아이는 가렵고 괴로워하면서 벗기려고 물어뜯었어요.❺

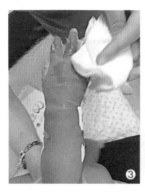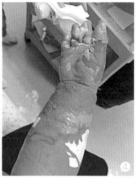

병원에서는 화상 치료제에 대해 의사마다 생각이 달라서 같은
약이라도 이건 쓰고 저건 부작용 때문에 못 쓰고 하면서 고르는데
우리 아이가 치료 받은 병원은 일단 살이 차오르는 데 도움 되는
것이면 모두 쓰고 보자는 식이었어요. 손가락에 메디폼 같은 걸
둘둘 감았죠? 하지만 그것의 부작용은 알레르기가 올라온다는 것
이에요. 감아서 통풍이 안 되어 그런 건지 약 성분 때문인지 몰라
도 입원한 아이들 상당수가 알레르기가 오돌토돌 올라오고 그러

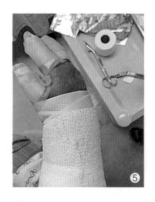

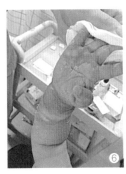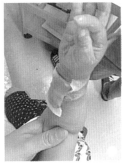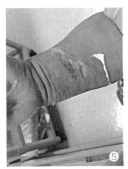

면 또 항생제 든 연고를 발라서 진정시키고 그렇게 치료했어요.

제가 보기에는 가피 같은데 이런 게 올라오면 병원에서는 무조건 제거해요. 연고를 발라 녹이거나 부분 마취를 시킨 후 긁어내는 식으로요.

가피를 제거한 다음 재생 연고, 크림, 콜라겐, 피블라스트, 그것도 안 되면 중국에서 들어온 최신 연고 등을 써서 최대한 빨리 새살이 돋게 해요.

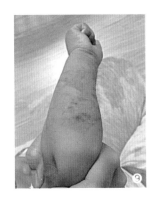

치료 중간에 수술도 했어요. 찬물이 제일 먼저 닿았던 부분인데 병원 치료에서 가장 애먹인 자리예요. 3주가 지나도 살이 안 차올라 새로 나왔다는 연고를 썼어요.❻~❽

4주가 되면서 살이 차오르니까 알레르기가 올라왔어요.❾

알레르기 때문에 통풍시킨다고 개방해놨더니 딱지처럼 검은 부분이 생겼어요.

4주를 넘기고 한 달째 상처가 튀어오를 수 있으므로 압박 장갑을 맞추라고 해서 맞춰 끼우고 퇴원했어요.

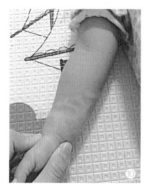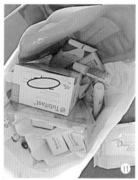

약을 이만큼 싸서 들고 집으로 왔죠. 돈 천만 원 쓰는 것은 일도 아니에요.❿⓫

압박 장갑은 퇴원 전후로 며칠 해주다가 벗었어요.

집에 와서는 안아키식으로 통풍해주고 온찜질해주면서 치료했어요. 약은 하나도 안 썼어요. 온찜질 이틀 만에 알레르기가 다 사라지고 편해졌어요. 햇빛은 생활 중에 자연스럽게 비추는 것 외에 따로 더 쬐어주지 않았지만 시간이 지나면서 차츰 살빛이 돌아오는 게 보이네요. 상처가 깊은 손목 부분도 딱지가 살짝 생겼다 없어지더니 괜찮아요. 퇴원 후 2주째 상태입니다.⓬

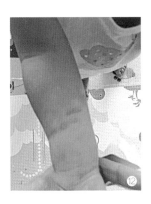

우리 아이는 화상 때문에 아파하진 않았는데 따가워하고 가려워했어요. 화기가 빠지는 과정에서 따가운 건 이거나 저거나 같아요. 어차피 아픔을 겪는다면 빨리 치유되고 상처 남기지 않는 안아키식 방법, 강추예요. 사진으로 보면 많이 괴로워 보이겠지만 그보다는 전염병 때문에 아파서 징징거리는 게 더 힘들었어요. 병동에 수족구와 구내염이 돌아 같은 방 아이들 셋 다 구내염 걸리고…… 감기와 고열로, 항생제 부작용으로 변비도 오고…….

아이가 아플 수밖에 없는 환경이었고, 아프다고 찡찡대니 종일 업고 안고 있어야 했어요. 아이 돌보던 저는 체하고, 큰아이는 시댁에 맡겨두고, 온 가족이 뿔뿔이 흩어진 이산가족이었어요.

제가 이렇듯 장황하게 쓰는 이유는 딱 하나.

미리 시뮬레이션하시라고요.

기어 다니기, 걸음마 시작하기, 누워 있기…….

아이는 어느 단계에서든 화상을 입을 준비가 되어 있어요. 조용하고 조신한 아이들도 딱 한 번 뭘 만졌다가 다쳐서 병원에 오는 일도 많고요. 안전 교육과 사고 났을 때를 대비한 시뮬레이션은 아무리 많이 해도 되니까 평소에 자주자주 해두세요.

┌─────────────────┐
│ 살림닥터의 한마디 │
└─────────────────┘

병원에 입원하고, 찬물로 응급조치하고, 온갖 약물 쓰고, 결국엔 수술하고…….

화상 치료의 전형을 모두 따른 경우입니다.

마무리 2주간은 안아키식 화상 치료를 했고요.

1개월 2주 정도 지난 상황에서 피부가 안정되기 시작했네요.

현재 대부분의 화상 전문 병원에서 하고 있는 치료 과정 그대로를 잘 관찰하고 기록하셨습니다.

병원 치료가 안아키식 치료보다 경과가 나쁘고 오래 걸리는 이유에 대해서는 따로 상세히 말씀드리기로 하고 일단 이 경우에는 피부에 환기가 얼마나 중요한지, 통풍이 얼마나 중요한지를 한눈에 알 수 있게 해준다는 점에서 가장 의의가 큰 것 같습니다.

환부를 온통 둘러싸고 보습에 치료의 기준을 둘 경우 이처럼 알레르기로 고생하게 됩니다.

하지만 단 이틀의 온찜질로 지속되던 알레르기가 해결되고, 그때문에 약 먹을 일도 없어졌으니 여러모로 잘된 일입니다.

온 가족이 고생하며 피곤하고 어려운 시간 보내셨지만 그래도 다행히 아이 상태가 심각하게 나쁘지는 않은 것 같아 정말 다행입니다.

로렌초 오일을 개발한 로렌초 박사 부부처럼 자기 아이를 처음부터 잘 치료하지는 못했지만 예민한 관찰력과 상세한 기록으로 의미 있는 후기를 써주셔서 다른 많은 엄마들을 위해 큰일을 하셨다고 생각됩니다.

진심으로 감사드립니다.

펄펄 끓고 있는 물을 다리에 쏟았어요

저는 응급조치도 늦었고 찜질도 소홀히 하고 햇빛도 못 봤는데 조금씩 낫고 있습니다.

열심히 했으면 더 빨리 나았을 텐데 말이죠.

제 친구 아이가 화상 입었을 때 떡살 흉터 걱정되어 병원 가라고 했던 저입니다.

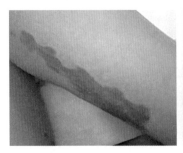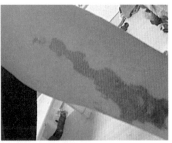

저는 병원 가기 싫어서 안 간 것이 아니라 여건상 가기 어려웠
어요.

그리고 더운물로 할 때 아파도 참을 만했어요.

열심히 치료하지는 못했지만 나쁘게 할 만한 치료를 하지 않아
서 그런지 떡살도 안 생기고 색소침착된 것도 희미해지면서 조금
식 원래대로 돌아오고 있어요.

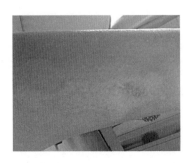

2개월 경과한 지금 상태입니다.

심재성 2도 화상과 3도 화상이 겹친 경우로 판단됩니다.

부위도 넓고 상태도 심각한데 좀 더 열심히 치료하셨으면 하는 안타까움이 있네요.

물론 뭐니 뭐니 해도 초기 응급조치가 제일 중요하고 그다음은 각질 사수가 중요한데 그 두 가지를 잘하셔서 시간은 좀 걸렸지만 결과적으로는 큰 차이가 나지 않을 듯합니다.

뜨거운 물이 목부터 배까지 흘러 화상을 입었어요

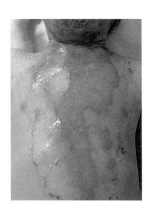

사고는 열 달 전쯤 일어났는데 이제야 후기 올립니다.

우리 아기는 23개월이고, 14개월 차에 펄펄 끓는 물을 따라서 식탁에 두고 잠깐 등 돌린 사이에 아기가 컵을 당겨 사고가 났었습니다.

그 순간을 생각하면 지금도 손이 벌벌 떨리네요.

그 전날 밤에도 안아키 도서관에서 공부를 했는데 화상 부분은 읽지 않았어요. 저랑은 상관없는 이야기라고 생각하면서…….

찬물로 상처 부위를 씻기고 저체온이 되어 덜덜 떠는 아이를 둘둘 싸서 화상 전문 병원으로 갔는데 심재성 2도 화상이라고 하면서 드레싱 크림을 잔뜩 바르고 붕대로 감아주는 처치를 해주더군요. 아이도 저도 탈진해서 시간이 어떻게 흘러갔는지 모르게 지나갔습니다.

이튿날 드레싱 후 열이 났습니다.

엄마의 직감엔 화상으로 열이 나는 것 같은데 병원에선 화상으로는 열이 나지 않는다며 감기약을 먹이라고 했습니다. 그래서 네 시간 간격으로 해열제를 줬어요.

또 병원에선 아기라 별로 아파하지 않을 거라고 했는데 이튿날인 그날, 채 20분을 못 잘 만큼 아파하고 고통스러워했습니다. 하루 종일 아기를 안고 〈섬집 아기〉 노래를 불렀습니다.

그렇게 이틀을 보낸 뒤에 그제야 안아키 생각이 나서 원장님께 전화를 걸어 사진을 보내드렸습니다.

그때 병원에서는 피부를 모두 이식해야 한다고, 구축이 올 수도 있다고 해서 절망에 통곡하던 때였어요.

그런데 원장님께선 가슴 부위라 괜찮다고 하시며 지금 두르고 있는 약을 물로 잘 걷어내고 따뜻한 수건을 상처 부위에 올려주라고 하셨어요.

사고 3일째 되던 날이었는데 붕대 위로 계속 진물이 나고 있어 그날은 겁이 나서 바로 처치를 못했어요.

밤새 고민하던 끝에 다음 날 거즈와 붕대를 잔뜩 구입한 뒤 원장님께서 알려주신 방법을 결행했습니다.

병원에서 딱딱한 고정 폼과 압박붕대로 잘 감아놨는데 반대하던 집 식구들과 싸워가며 해체하던 모습이 떠오르네요.

우여곡절이 있었지만 결과적으로 그걸 떼어내고 씻긴 후에 다시 거즈를 감고 나선 아이가 상처 부위를 뜯지 않았어요.

그전에 딱딱한 폼과 은으로 된 화상 밴드 같은 것을 붙여놨을 땐 아이가 자꾸 그걸 쥐어뜯어 걱정을 했었거든요.

상처 부위에 거즈를 놓고 압박붕대로 감아서 옷을 입힌 후에 아이가 잘 때 서너 시간씩 온찜질을 했어요.

다 나았다고 생각될 때까지 한 달 정도 걸린 것 같아요.

흔히 화상 후 환부 관리할 때 보습제 발라주고 흉터 밴드 붙이라고 하는데 저는 어느 맘닥터 님의 조언으로 아무것도 하지 않았습니다.

떡살이 올라오면 어쩌나, 피부색이 침착되면 어쩌나 온갖 걱정을 했지만 투비패스트 정도만 입히고 나머지는 하지 않았습니다.

여름엔 상처 부위에만 땀띠가 나서 뭘 발라야 할까 고민했는데 그냥 시원하게 며칠 재웠더니 옅어지다 사라졌습니다.

직사광선을 쬐어도 될지 고민하다 가슴 부위는 싸매고 팔은 그냥 뒀습니다. 그랬더니 지금 팔은 거의 다 나았고 가슴 부위는 아직 덜 나았습니다.

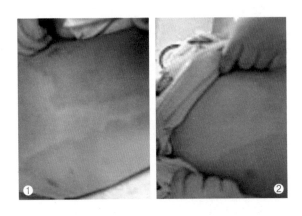

사고 난 뒤 서너 달 되었을 때 사진이에요.❶

그리고 8개월 지난 사진입니다.❷

저는 상처 부위를 찍는 게 너무 힘들어서 사진을 거의 못 찍었습니다.

지금은 더 연해지긴 했는데 상처 부위는 아직 또렷해요.

그래도 아직 1년도 안 지났잖아 하고 애써 스스로를 위로합니다.

꼭 깨끗이 나을 거라는 확신을 가지고, 다 나았을 때 기쁘게 또 후기 올리겠습니다.

그리고 맘닥터 님이 제게 그래주셨던 것처럼 제 이야기나 경험이 필요하신 분들은 언제든 쪽지 주세요.

보답하는 마음으로 성심껏 알려드릴게요.

병원에서 진단한 대로 심재성 2도 화상으로 판단됩니다.

안아키에서는 쨍초보라도 화상 공부 먼저 해두라고 늘 강조하고, 또 강조했습니다.

응급조치가 거의 모든 것을 결정하고, 사고는 언제든 날 수 있기 때문이었습니다.

그런데도 화상 공부는 넘어가는 분들이 많으셨던 것 같습니다.

화상에 더운물로 응급조치를 한다는 것은 안 해본 사람에게는 참 두려운 일인가 봅니다.

공부도 안 해놓고, 시뮬레이션도 안 해본 사람들에게는 모든 순간순간이 다급하고 불안해서 제대로 행동할 수 없게 만듭니다.

화상은 정도가 심할수록 초기 대응이 너무 중요합니다.

병원에서 피부 이식 이야기까지 나온 마당에 그래도 마음을 바꾼 것은 참으로 대단한 용기입니다.

엄마가 용기를 내는 데는 이전에 화상으로 병원 치료까지 모두 경험한 맘닥터 님의 조언과 격려가 더 큰 힘을 발휘했을 것이라 생각합니다.

이래서 안아키는 자매애를 빼곤 이야기할 수 없습니다.

엄마 말대로 느리긴 하지만 결국 깨끗이, 화상 흉터 티 나지 않게 잘 나을 겁니다만 그래도 햇빛 치료를 자주 해주시면 좋을 것 같습니다.

3년이 지나도 색소가 남으면 그때는 한의원에 가서 침 치료를 받아보세요.

가스레인지 삼발이를 잡아서 아기가 화상을 입었어요

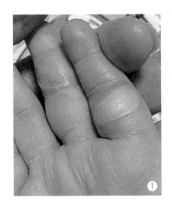

식사 준비하는데 17개월 된 아들이 국 데우고 난 가스레인지 삼발이를 손으로 잡아서 화상을 입었어요.❶

곧장 욕실로 달려가 세면대에 뜨거운 물 틀어 온도계로 42도 이하로는 떨어지지 않게 유지해가며 아들 손을 담그고 있었어요.

처음엔 엄청 울어대더니 20분 정도 지나자 안정을 찾더군요.

아이도 저도 옷이 젖어서 따뜻한 물에 손을 담근 채 욕조에 물을 받아 함께 들어가 앉았어요.

세면대부터 욕조까지 해서 40분 정도 온수에 담갔네요.

그날 저녁 물집이 많이 생겨 소독한 바늘로 터뜨리고 거즈로 화상 부위만 살짝 덮어놨어요.

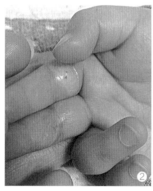 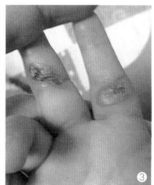

화기가 덜 빠졌는지 진물이 3일은 나오더라고요. ❷

4일째부터 화상 부위 바깥쪽이 조금씩 말라갔어요. ❸

7일째부터 가피가 벗겨지고 속살이 약간 보이기 시작했습니다. ❹

10일째 상태예요. 남편의 성화로 밴드를 붙여놨더니 땀 때문인지 살이 조금 불었어요. ❺

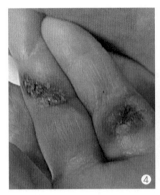
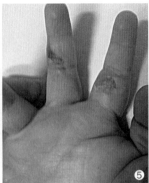

　20일쯤 지나니 상처는 다 아물고 딱지도 떨어지고 붉은 기운만
많이 남아 있더라고요.

　하루하루 지날수록 피부색과 가까워지네요. ❻

　흉이 질 테니 연고 발라라 메디폼 붙여라 하던 남편도 그저께는
다 나았다며 흉 안 남겠다고 하네요.

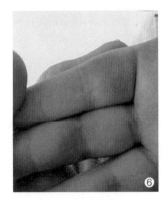

오른손이라 계속 뭘 만지고 비비고 해서 약 안 바르고 나을 수 있을까 스스로도 불안하긴 했지만 정말 다 나았네요.

날도 춥고 미세 먼지 있는 날이 많아서 햇빛 쬐기도 거의 못해 줬어요.

적외선 조사기가 있어 낮잠 잘 때 옆에서 15분씩 쬐어줬어요.

나아가면서 피도 약간 배어 나올 때가 있었고, 감염 때문에 신경 써서 바람이 잘 통하도록 했어요.

주변에서 힘 주고 조언해주신 맘닥터 님들과 여러 엄마들께 감사드려요. 사랑합니다.

┌─────────────────┐
│ **살림닥터의 한마디** │
└─────────────────┘

심재성 2도 화상에 3도 화상이 겹친 것으로 판단됩니다.

3도 화상은 응급조치를 잘해도 감염이 심할 경우 예후가 나쁠 수 있고, 손가락 관절이어서 구축이 올 경우 운동 장애까지 생각할 수 있습니다.

결과적으로는 다행히 잘 나았지만 진물이 멈춘 후에도 어느 정도까지는 환부를 거즈나 붕대로 감싸두는 것이 좋습니다.

아이가 뜯어내거나 손을 많이 써서 오염된다 하더라도 자주 갈아줄 생각을 하면 됩니다.

햇빛 치료는 잘 못해줬다고 하셨지만 그나마 원적외선 조사기라도 써서 다행이었다고 생각됩니다.

아이가 밥솥 증기구에 손을 데었어요

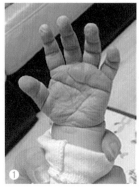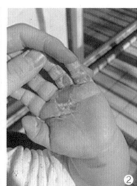

안아키식 화상 치료법을 미리 공부해둔 덕분에 빨리 더운물을 틀어 대야에 받아두고 아이 손을 담갔어요. 30분쯤 지난 후에 아이가 아파하지 않는 것 같아 손을 빼고 물기를 닦아주었습니다.

다음 날 물집이 크게 잡혀 아이 상태 확인차 병원 진료를 받아봐야겠다 생각하고 병원에 갔습니다.❶

저는 그냥 그대로 두고 싶었지만 병원에서 의사 선생님이 물집 위를 덮은 껍질을 모두 잘라버렸습니다.❷

드레싱을 받고 집으로 와서 다시 다 씻어내고 더운물로 찜질하고 햇빛을 자주 쬐었습니다.

다시는 확인하러 병원에 진료하러 가지 않겠다고 생각했습니다. 드레싱하는 동안 아이가 울고불고하며 아파했습니다.❸

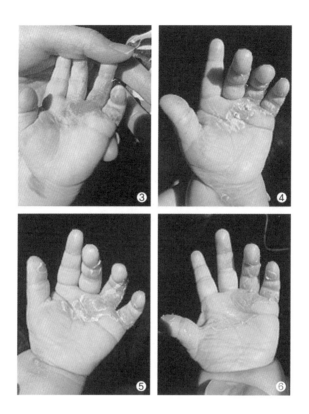

사흘 정도 계속 조금씩 진물이 났지만 그다음부터는 진물이 아예 나지 않았습니다. 아이는 아무렇지 않은 것처럼 아파하지도 않고 잘 놀았습니다.❹

매일 온수 찜질을 하고 햇빛을 쬐어주었습니다. 일주일이 되자 진물은 조금도 나지 않고 딱지가 많이 생겼습니다.❺❻

그리고 차츰 딱지가 떨어지더니 2주 만에 약간 붉은색만 남기고 다 나았습니다.❼

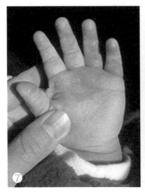
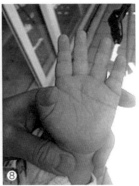

한 달이 지나니 거의 다 나아 보였고 색깔이 살짝 달라 보였습니다.

두 달이 경과한 지금은 아무 흉도 없고 불편한 것도 남아 있지 않습니다.❽

심재성 2도 화상으로 판단됩니다.

처음 응급조치는 잘하셨는데 그다음 과정을 충분히 모른 채 집에서 관리하셨군요. 수포는 터뜨려 진물을 빼주되, 표피는 잘 유지하는 것이 훨씬 빨리 잘 낫는 방법입니다.

병원에서 껍질을 벗기는 바람에 1~2주 더 걸린 것 같습니다.

그래도 엄마가 끝까지 잘 치료하셔서 깨끗이 나았네요.

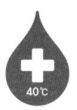

응급조치는 찬물이 아닌 따뜻한 물이다

화상 치료의 반란

초판 1쇄 발행 | 2017년 8월 25일
개정판 1쇄 발행 | 2017년 11월 17일

지은이 | 김효진
발행인 | 김태진, 승영란
편집주간 | 김태정
마케팅 | 함송이
경영지원 | 이보혜
디자인 | 여상우
출력 | 블루엔
인쇄 | 이음피앤피
제본 | 경문제책사
펴낸 곳 | 에디터
주소 | 서울특별시 마포구 마포대로 14가길 6 정화빌딩 3층
전화 | 02-753-2700, 2778 팩스 | 02-753-2779
출판등록 | 1991년 6월 18일 제313-1991-74호

값 13,000원
ISBN 978-89-6744-181-4 03510

ⓒ 2017, 김효진